中医护理技术丛书

盆腔炎后遗症

主 编◎卢 英

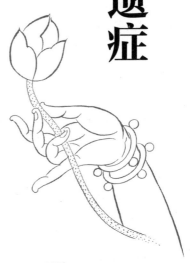

中国健康传媒集团

中国医药科技出版社

U0207077

内 容 提 要

　　本书详细介绍了盆腔炎后遗症的中医护理技术，如中药热奄包技术、拔罐技术、穴位贴敷技术、艾灸技术、经穴推拿技术、耳穴贴压技术、中药膏摩技术和中药灌肠技术。全书还附有中医护理实践案例，理论与实践相结合，内容具有规范、丰富、实用性强等特点，有益于提升盆腔炎中医护理标准化，适合各级医疗机构中医科和妇科护理人员参考阅读。

图书在版编目（CIP）数据

　　盆腔炎后遗症 / 卢英主编 . —北京：中国医药科技出版社，2023.10
　　（中医护理技术丛书）
　　ISBN 978-7-5214-4116-1

　　Ⅰ . ①盆… Ⅱ . ①卢… Ⅲ . ①盆腔炎—后遗症—中医学—护理学 Ⅳ . ① R248.3

　　中国国家版本馆 CIP 数据核字（2023）第 156686 号

美术编辑　陈君杞
版式设计　也　在

出版　**中国健康传媒集团** ｜ 中国医药科技出版社
地址　北京市海淀区文慧园北路甲 22 号
邮编　100082
电话　发行：010-62227427　　邮购：010-62236938
网址　www.cmstp.com
规格　880×1230mm $^{1}/_{32}$
印张　4
字数　88 千字
版次　2023 年 10 月第 1 版
印次　2023 年 10 月第 1 次印刷
印刷　北京市密东印刷有限公司
经销　全国各地新华书店
书号　ISBN 978-7-5214-4116-1
定价　**32.00 元**

获取新书信息、投稿、为图书纠错，请扫码联系我们。

《中医护理技术丛书》
编　委　会

主　任　唐　玲

副主任　李　静　　陈　宏

组织编写　北京市中医护理能力提升工程办公室

　　　　　北京中医药大学东方医院

　　　　　中国中医科学院西苑医院

《盆腔炎后遗症》
编委会

前　言

中医是中华民族的灿烂瑰宝，也是打开中华文明宝库的钥匙。

适逢国家《中华人民共和国中医药法》出台，"十四五"规划对中医药发展做出新部署之际，我国正大力发展中医药事业，实行中西医并重的方针，中医药迎来快速发展时期。与中医妇科医疗水平快速发展相匹配的还有中医妇科护理技术。《全国护理事业发展规划纲要（2016—2020年）》中提出要"推动中医护理的发展，充分发挥中医护理在疾病治疗、慢病管理、养生保健、康复促进、健康养老等方面的作用"。中医护理是在中医基础理论指导下开展的护理工作。中医适宜技术操作是中医护理的重要组成部分。中医适宜技术通常指安全、有效、成本低廉、简便、易学的中医药技术，以"简、便、验、廉"的特点在众多中医医院、中医门诊等被广泛推广及运用，取得了很好的效果。

盆腔炎后遗症是育龄期女性常见疾病，因其病因多样，临床表现并不完全统一，所以具有一定的难治性，属于中医妇科优势病种。盆腔炎后遗症虽在中医古籍中无此病名，但可归为"不孕症""带下病""妇人腹痛"范畴，历代中医医家积累了大量治疗盆腔炎后遗症的宝贵经验。

北京中医药大学东方医院妇科为国家中医药管理局重点专科，妇科病房是"一证一品"特色护理专科示范病房，我科在开展中医适宜技术治疗中医妇科疾病的不断探索中积累了大量的经验。本书基于盆腔炎后遗症的疾病特点，对艾灸、热奄包、中药膏摩、拔罐、中药灌肠、穴位贴敷等常见中医适宜技术进行了系统性论述，将理论与实践相结合，内容具有规范、丰富、实用性强等特点。本书旨在提升盆腔炎中医护理标准化能力，促进中医护理科研成果转化，让中医护理在盆腔炎后遗症的诊治过程中的特色与优势得到充分的发挥，相关适宜技术在临床中广泛应用；同时进一步探索中西医结合专科护理人才培养模式，建设中西医结合护理学术传播体系，树立中西医结合护理在世界舞台中的学术地位和国际形象。

本书聚集了编者的集体智慧和宝贵经验，各位专家学者在编写过程中倾注了大量心血，但书中仍难免有疏漏和不妥之处，敬请广大读者不吝指正。

编　者

2023 年 9 月

目录

第三章　中医护理实践案例

附录

第一章
盆腔炎后遗症

盆腔炎后遗症（sequelae of pelvic inflammatory disease，SPID）是盆腔炎的遗留病变，反复迁延日久，既往称为"慢性盆腔炎"。可造成输卵管阻塞、输卵管增粗、输卵管卵巢肿块、输卵管积水或输卵管卵巢囊肿，盆腔粘连或子宫固定。中医古籍无盆腔炎之名，在"月经失调""热入血室""带下病""产后发热""癥瘕""不孕"等病证中可散见记载。

一、历史沿革

中医古籍

汉朝张仲景《金匮要略》作为我国现存最早的诊治杂病的专著。其妇人病三篇对妇人妊娠疾病、妇人产褥疾病及妇人杂病的病因病机和理法方药进行了完备且系统的论述，其中对妇人腹痛涉及较多，如："妇人腹中诸疾痛，当归芍药散主之""妇人腹中痛，小建中汤主之""妇人六十二种风，腹中血气刺痛，红蓝花酒主之""妇人少腹满，如敦状，小便微难而不渴，生后者，此为水与血俱结在血室也，大黄甘遂汤主之"等，从用药可分析其腹痛病因，有瘀血、水饮、虚劳，为后世对妇人腹痛辨证论治奠定了基础。

晋代王叔和《脉经》指出肝虚对月经及腹痛的影响，如"左手关上脉阴虚者、足厥阴经也。病苦胁下坚，寒热，腹满，不欲饮食，腹胀，悒悒不乐，妇人月经不利，腰腹痛。"

隋朝巢元方《诸病源候论》："小腹痛者，此由胞络之间，宿有风冷，搏于血气，停结小腹，因风虚发动，与血相击故痛。"指出风寒之邪的外袭，气血彼此间互相博结，兼有正气亏虚、不足而导致小腹疼痛。

明朝薛己《校注妇人良方》曰："妇人月水不断，淋漓腹痛，或因劳损气血而伤冲任，或因经行而合阴阳，以致外邪客于胞内，滞于血海故也。"其认为劳累所致气血不足而导致冲脉不固或行经时外邪侵入致瘀血内生，从而导致腹痛。

明朝张介宾认为内伤七情，外感风寒，饮食生冷，与癥瘕形成有密切关系，其在《景岳全书·妇人规》曰："瘀血留滞作癥，惟妇人有之，其证则或由经期，或由产后，凡内伤生冷，或外受风寒，或恚怒伤肝，气逆而血留，或忧思伤脾，气虚而血滞，或积劳积弱，气弱而不行，总由血动之时，余血未净，而一有所逆，则留滞日积而渐以成癥矣。"宋朝陈言也在《三因极一病证方论》提出相同论述："多因经脉失于将理，产褥不善调护，内作七情，外感六淫，阴阳劳逸，饮食生冷，遂致荣卫不输，新陈干忤，随经致浊，淋露凝滞，为症为瘕。"

清朝傅山认为湿热与寒湿是腹痛的主要因素，其在《傅青主女科》中提到："妇人有经水将来三五日前而脐下作痛，状如刀刺者；或寒热交作，所下如黑豆汁，人莫不以为血热之极，谁知是下焦寒湿相争之故乎！夫寒湿乃邪气也。妇人有冲任之脉，居于下焦；回盆冲为血海，任主胞胎，为血室，均喜正气相通，最恶邪气相犯；经水由二经而外出，而寒湿满二经而内乱，两相争而作疼痛，邪愈盛而正气日衰。寒气生浊，而下如豆汁之黑者，见北方寒水之象也。"

现代中医学认为 SPID 的病因病机主要是正气已虚而余邪未净，本虚而标实。多认为其病机是湿、热、瘀互结，而瘀是其中最主要的发病因素，由于失治、误治及患者体质虚弱等原因促使湿热之邪蕴积胞脉、胞络，致气血瘀滞；或肝经郁结、气滞血瘀，久则瘀阻脉络，血液运行不畅，导致血瘀为患，出现机体功能失调，故容易诱发此病。

李灵巧等认为正气亏虚、阳虚寒凝、瘀血阻滞是本病的基本病机，而湿热则是标象。金季玲教授认为湿热与瘀血是 SPID 的重要病因，湿热损伤冲任为导致疾病发生的主要因素，而血瘀则是基本病理变化，治疗以活血化瘀，需兼顾清热利湿。罗颂平教授认为人体正气虚弱不足、外部病原体或者说邪气的入侵是导致 SPID 发生的主要因素。郭志强教授系统总结了 298 例 SPID 患者的盆腔血流图、甲皱微循环及血液流变学参数变化，发现其存在盆腔血流量降低、循环功能障碍；血黏度升高、血液流动减慢；微循环灌注量减少等病理改变，认为 SPID 的病机以寒、湿、瘀为主，其基本病理为血瘀。郭志强教授在治疗上提倡以通立法、内外合治论治，根据 SPID 的病机特点而立法用药。

现代中医妇科名家根据多年临证经验，并结合中医经典理论的基础，完善了该病症状、证型、治则的统理。在诊断方面，辨病与辨证结合，并借助现代辅助检查佐证诊断结果。在治疗上，现代医家多认为盆腔炎后遗症为寒、湿、热、瘀之邪致病，多采用活血化瘀、清热利湿之法，兼以扶助正气治疗。现代中医妇科名家探究古今文献，从整体上随时代把握了该症的诊治发展规律，为今后医家及学者研究奠定了理论和文献学基础。

二、病因病机

经行产后，胞门未闭，风寒湿热之邪或虫毒乘虚内侵，与冲任气血相搏结，蕴结于胞宫，反复进退，耗伤气血，虚实错杂，缠绵难愈。

1. 湿热瘀结

经行、产后，血室正开，余邪未尽，正气未复，气血阻滞，湿热瘀血稽留于冲任胞宫，致小腹疼痛，带下量多，缠绵日久不愈。

2. 气滞血瘀

七情内伤，脏气不宣，肝气郁结，或外感湿热之邪，余毒未清，滞留于冲任胞宫，气机不畅，瘀血内停，脉络不通，可致小腹疼痛、带下不止。

3. 寒湿瘀阻

素体阳虚，下焦失于温煦，水湿不化，寒湿内结，或寒湿之邪乘虚侵袭，与胞宫内余血浊液相结，凝结瘀滞，可致小腹疼痛、带下不止。

4. 气虚血瘀

素体虚弱，或正气内伤，外邪侵袭，稽留于冲任胞宫，血行不畅，瘀血停聚；或久病不愈，瘀血内结，正气亏乏，可致腹痛日久且缠绵不愈。

三、诊断与鉴别诊断

1. 诊断

本病临床症状包括下腹疼痛、腰骶部酸胀疼痛，常在劳累、性交、经期加重，可伴月经不调、白带增多、低热、疲乏或不孕。体征有子宫活动受限（粘连固定）或压痛，以及附件区压痛。根据盆腔慢性炎症体征，结合 B 超、血常规、血沉、阴道分泌物常规检查即可诊断。

2. 鉴别诊断

子宫内膜异位症

生育期妇女出现痛经、月经失调及不孕，宫骶韧带和直肠凹陷处可触及痛性结节，腹腔镜、B 超、CA125 检查有助于诊断。

卵巢囊肿

输卵管积水或输卵管卵巢囊肿肿块可呈腊肠型，囊壁较薄，周围多有粘连；卵巢囊肿一般以圆形或椭圆形为多，周围无粘连，活动自如。B 超检查、组织病理学检查有助于诊断。

盆腔瘀血综合征

盆腔瘀血综合征患者可见长期下腹痛、腰骶痛，妇科检查却无异常体征，盆腔造影术、腹腔镜检查有助于诊断。

卵巢癌

盆腔炎后遗症的包块一般与周围有粘连，不活动，多为囊性；而卵巢癌为实性，多生长迅速，可伴或不伴有腹水，多无明显临床症状。B超检查、肿瘤标记物、CT、组织病理学检查有助于二者鉴别。

四、证候分型

1. 湿热瘀结

下腹隐痛或疼痛拒按，痛连腰骶，低热起伏，经行或劳累时加重，带下量多、色黄、质黏稠，胸闷纳呆，口干不欲饮，大便溏或秘结，小便黄赤。舌红，苔黄腻，脉滑数。

2. 气滞血瘀

少腹胀痛或刺痛，经期或劳累后加重，经血量多有块，瘀块排出则痛减，带下量多，婚久不孕，经前情志抑郁，乳房胀痛。舌紫暗，有瘀点、瘀斑，苔薄，脉弦涩。

3. 寒湿瘀阻

下腹冷痛或坠胀疼痛，经行腹痛加重，得热痛缓，经行延后，量少色暗，带下淋沥，婚久不孕。舌质暗，苔白腻，脉沉迟。

4. 气虚血瘀

下腹部疼痛或结块，缠绵日久，痛连腰骶，经行加重，经血量多有块，带下量多，精神不振，疲乏无力，食少纳呆。舌淡暗，有瘀点、瘀斑，苔白，脉弦涩无力。

五、临床表现

1. 症状

（1）全身症状：多不明显，有时可有低热，易感疲乏。如病程较长，部分患者可有精神不振、失眠等神经衰弱症状。当抵抗力差时，患者易出现急性或亚急性发作。

（2）不孕：输卵管粘连、阻塞可致不孕。盆腔炎患者不孕发生率为 20%~30%。

（3）异位妊娠：输卵管通而不畅可致输卵管妊娠，盆腔炎患者异位妊娠的发生率是正常妇女的 8~10 倍。

（4）慢性盆腔痛：慢性炎症形成的瘢痕粘连及盆腔充血可引起下腹部坠胀、疼痛及腰骶部酸痛，有时伴肛门坠感，常在劳累后、性交后、排便时及月经前后加剧。

（5）盆腔炎反复发作：盆腔炎可造成输卵管组织结构破坏，使局部防御功能减退，易造成二次感染，导致盆腔炎反复发作，其发生率约 25%。

2. 体征

若为子宫内膜炎，则子宫增大有压痛；若为输卵管炎，则在子宫一侧或双侧可触及增粗的输卵管呈条索状，有轻压痛；若为输卵管积水或输卵管卵巢囊肿，则可在盆腔的一侧或双侧叩击囊性肿块，活动多受限；若患有盆腔结缔组织炎，子宫呈后位，活动受限或粘连固定，子宫一侧或双侧有片状增厚、压痛，宫骶韧带增粗，变硬有压痛。

六、实验室及辅助检查

1. 实验室检查

（1）妇科超声检查：可探及附件炎性包块、输卵管积液或增粗，或子宫直肠凹陷积液。

（2）血常规、血沉检查：可有白细胞总数增高，中性粒细胞增高，或血沉加快。

（3）白带常规检查：可有阴道清洁度异常。

（4）宫颈管分泌物检测：可发现衣原体、支原体、淋球菌等病原菌。

2. 辅助检查

B超检查提示盆腔内可有炎性渗出液，或有炎性包块；或子宫输卵管碘油造影提示输卵管部分或完全堵塞，或呈油滴状集聚；或腹腔镜检查见有明显炎症粘连。

七、治疗

盆腔炎后遗症（SPID）需根据不同情况选择治疗方案。不孕患者多需要辅助生殖技术协助受孕。对慢性盆腔痛，尚无有效治疗方法。无论是在提高自然妊娠率、配合辅助生殖技术改善妊娠结局还是缓解慢性盆腔痛方面，中医护理均具有一定优势。SPID属于中医优势病种，基于辨证论治，通过中药口服、灌肠等多种方法，可以多靶点缓解患者多种不适症状。

本病多为邪热余毒残留，与冲任之气血相搏结，凝聚不去，日久难愈，耗伤气血，虚实错杂。临床以湿热瘀结、气滞血瘀、寒湿瘀阻、气虚血瘀证多见，除辨证内服有关方药外，还常常以中药保留灌肠、热敷等方法综合治疗，以提高疗效。

1. 湿热瘀结证

证候表现： 下腹隐痛，或少腹疼痛拒按，痛连腰骶，或腹部坠胀，经行或劳累时加重；月经经期延长，月经量多，伴痛经；带下量多，色黄，质黏稠，有臭气；小便黄赤，大便干结或溏而不爽；或见低热起伏，胸闷纳呆，婚久不孕；舌红，苔黄腻，脉滑数。

证候分析： 湿热之余邪与气血搏结于冲任胞宫，则少腹部疼痛，邪正交争，病势进退，则低热起伏，经行、劳累耗伤气血，正气虚衰，则病势加重；湿热下注则带下量多色黄；湿热瘀结内伤，则胸闷纳呆、口干便溏或秘结，小便黄赤；舌体胖大，色红，苔黄腻，脉弦数或滑数，亦为湿热瘀结之象。

治法：清热利湿，化瘀止痛。

方药：银甲丸。

原方治湿热蕴结下焦的黄白带、赤白带等证。

本方以金银花、连翘、蒲公英、紫花地丁、红藤、大青叶、升麻等药重在清热解毒，以茵陈、椿根皮等清热除湿为辅，伍生鳖甲、蒲黄、琥珀活血化瘀、软坚散结，以桔梗辛散排脓。全方合用，共奏清热除湿、化瘀行滞之效。临证中据正气虚损及湿、热、瘀、邪之偏颇，随证加减化裁。

2. 气滞血瘀证

证候表现：少腹部胀痛或刺痛，经行腰腹疼痛加重，经血量多有块，瘀块排出则痛减，带下量多，婚久不孕；经前情志抑郁，乳房胀痛；舌体紫黯，有瘀斑、瘀点，苔薄，脉弦涩。

证候分析：肝气内伤，气行不畅，血行瘀阻，结于冲任胞脉，则少腹部疼痛，经期加重。瘀血下行则经血量多有块；气血瘀结，带脉失约则带下量多；胞络闭阻则婚久不孕；肝气不疏，肝经阻滞，则情志抑郁、乳房胀痛。舌紫黯，脉弦涩为气滞血瘀之象。

治法：活血化瘀，理气止痛。

方药：膈下逐瘀汤。

若因外感湿热滞留，冲任胞宫气机失畅而起，症见低热起伏，加败酱草、蒲公英、黄柏、土茯苓、地骨皮。疲乏无力食少加黄芪、白术、焦山楂、鸡内金。有炎症结块者，加皂角刺、三棱、莪术。

3. 寒湿瘀阻证

证候表现：小腹冷痛，或坠胀疼痛，经行腹痛加重，喜热恶寒，得热痛缓，经行延后，经血量少，色黯，带下淋沥；神疲乏力，腰骶冷痛，小便频数，婚久不孕；舌黯红，苔白腻，脉沉迟。

证候分析：寒湿之邪侵袭冲任、胞宫，与气血相结，血行不畅，则小腹冷痛，经行加重。寒性凝滞故经行错后量少。寒伤阳气，阳气不振，脏腑失温，则神疲乏力，腰骶冷痛，宫寒不孕。湿邪下注则带下淋沥，小便频数。舌黯红，脉沉迟为寒湿凝滞之象。

治法：祛寒除湿，活血化瘀。

方药：慢盆汤。

方中丹参、赤芍、红花、葛根活血化瘀，解痉止痛；丹皮凉血活血；香附、乌药、木香、延胡理气止痛；小茴香、桂枝温经散寒通络；泽泻清利下焦湿热。共奏祛寒除湿，温经行气活血之功。

4. 气虚血瘀证

证候表现：下腹部疼痛或结块，缠绵日久，痛连腰骶，经行加重，经血量多有块，带下量多；精神不振，疲乏无力，食少纳呆；舌质黯红，有瘀点，苔白，脉弦涩无力。

证候分析：瘀血内结，留著于冲任胞宫，则下腹部疼痛结块，痛连腰骶；经期胞宫满溢，瘀滞更甚，则疼痛加重，经血量多有块；病久气血耗伤，中气不足则精神不振，疲乏无力，食少纳呆；气虚津液不化，水湿下注，则带下量多。舌质黯红，脉弦涩无力为气虚血瘀之证。

治法:益气健脾,化瘀散结。

方药:理冲汤。

原方治瘀血成癥瘕,气郁满闷,脾弱不能饮食等。

本方以黄芪、党参、白术、山药健脾益气,扶正培元;三棱、莪术破瘀散结;天花粉、知母清热生津,解毒排脓;鸡内金健胃消瘀结。全方有补气健脾、活血化瘀、消癥散结、行气止痛之功效。张锡纯以三棱、莪术消冲脉之瘀血,又以参、芪护气血,使瘀血去而不至伤损气血。参、芪补气,得三棱、莪术以流通,则补而不滞,元气愈旺,元气既旺,愈能鼓舞三棱、莪术消癥瘕之力,临证相得益彰。

若久病及肾虚血瘀,症见少腹疼痛,绵绵不休,腰脊酸痛,膝软乏力,白带量多,质稀;神疲,头晕目眩,性淡漠;舌黯苔白,脉细弱。治宜补肾活血,壮腰宽带,方选宽带汤(《傅青主女科》)。

此外,针对盆腔炎反复发作者,在抗生素治疗基础上,可根据具体情况采用手术治疗。如输卵管积水且有妊娠要求的患者需要进行输卵管整形术。

八、辨证施护

1. 辨证要点

本病辨证应着重了解腹痛的性质、程度,结合带下特点及全身症状、舌苔脉象进行综合分析,以辨别虚实寒热。本病以实证或虚实夹杂证多见。一般而言,下腹及腰骶疼痛伴带下量多色黄，多属湿热瘀结；少腹胀痛或刺痛伴乳房胀痛及经血有块，多为气滞血瘀；下腹冷痛，得热痛缓，多为寒湿瘀阻；下腹疼痛伴神疲乏力、经血量多有块，则为气虚血瘀。

2. 护治原则

通过辨证施护加强对患者病情的了解，并以此为依据，给予患者起居、饮食、情志、用药等多方面个体化护理，达到生物－心理－社会医学模式的全面护理。

3. 护理措施

1. 病情观察

（1）观察患者疼痛的部位、性质、程度、持续时间，轻微疼痛时可采用放松疗法，如缓慢地深呼吸，听轻音乐，读书等分散注意力，以减轻疼痛。

（2）发热时每天测体温4次，高热者每4小时测量1次，待体温恢复正常3天后，改为每天1次，同时注意观察呼吸、脉搏及血压的变化。

（3）观察白带的颜色、性质、量和气味，会阴是否伴有瘙痒。

（4）观察月经的量、色、质和月经周期及伴随症状。

2. 生活起居护理

（1）保持室内空气新鲜，定时通风换气，避免对流风。出汗后及时更换衣服并注意保暖，避免受凉；及时更换床单，保持床铺清洁、干燥。

（2）患者下腹疼痛时应卧床休息，取半卧位，使脓液聚积于直肠子宫凹陷处，有利于炎症局限并减轻盆腔充血而导致的疼痛。避免久站、久走，禁止重体力劳动。

（3）患者发热时可采取物理降温，如冰袋冷敷，酒精或温水擦浴等。并告知患者保持口腔清洁，经常用淡盐水和茶水漱口，以保持口腔舒适。口唇干燥时可涂护唇油。

（4）外阴瘙痒者，嘱其勤剪指甲，勤洗手，防止抓伤皮肤。嘱患者注意个人卫生，不与家人共用毛巾及澡盆等，洗澡以淋浴为主。洗脚与洗外阴的毛巾、盆要区分使用。保持会阴部清洁，每晚用清水清洗外阴，禁用肥皂水和各种消毒剂、清洁剂清洗外阴，专人专盆专用；必要时遵医嘱给予会阴冲洗，或者中药坐浴熏洗，水温 39~41℃，每晚一次，避免感染。

（5）勤换内裤，内裤、袜子要分开洗。内裤用开水烫洗或阳光下暴晒消毒。应选择柔软的棉织品，不穿紧身、尼龙、人造纤维等内裤。

（6）下腹部要保暖，预防风冷之邪入侵。

3. 饮食护理

（1）均衡膳食：注意饮食调护，要平衡阴阳，调理脏腑。给予高蛋白、高热量、低脂肪饮食，保证机体营养供给。饮食清淡、易消化，以新鲜蔬菜、水果为宜，忌食辛辣、肥甘、油腻之品，以免助邪生热，加重病情。

（2）辨证施食：湿热瘀结者宜食清热利湿、活血化瘀的食物，如薏米、玉米、空心菜、冬瓜、绿豆芽等。

1）代茶饮：茯苓薄荷茶、金银花茶。

①茯苓薄荷茶：茯苓块适量，加水煮沸，放入薄荷关火焖1分钟可，调入适量蜂蜜代茶饮。

②金银花茶：金银花 10 克，大青叶 12 克，茵陈 10 克，甘草 3 克，水煎 15 分钟代茶饮。

气滞血瘀者宜食疏肝行气、化瘀止痛的食物，如玫瑰花、黑木耳、凤梨、乌梅等。

2）代茶饮：佛手玫瑰花汤、枸杞白菊茶。

①佛手玫瑰花汤：干佛手12克，玫瑰花10克，加水600ml，煎至300ml，去渣，加入红糖代茶饮。

②枸杞白菊茶：枸杞子10克，白菊花3克，绿茶3克一同放入茶杯中，用沸水冲泡，加盖焖10分钟，代茶饮。

寒湿瘀阻者宜食祛寒除湿、化瘀止痛的食物，如桃仁、荔枝、山药等。

3）代茶饮：菊花山楂饮，山楂葛根茶。

①菊花山楂饮：取菊花10克，加山楂20克，水煎15分钟，代茶饮用。

②山楂葛根茶：葛根、丹参、山楂各15克。加水煎煮取汁，调蜂蜜饮用。

气虚血瘀者宜食益气健脾化瘀、养血活血的食物，如红枣、山药、桃仁等。

4）代茶饮：红糖枸杞水、薏仁丹参饮。

①红糖枸杞水：将750克枸杞、红糖500克放入搅拌机，加入50ml清水，搅拌成糊状；将枸杞糊倒入不锈钢锅熬制，沸腾后保持小火慢熬半小时，代茶饮用。

②薏仁丹参饮：薏仁、白术各15克，益母草、丹参各10克，水600ml。先以大火煮沸。煮沸后再以小火煮10分钟后熄火，放凉即可饮用。

（3）发热时的饮食调护：发热时由于物质分解代谢增加，使糖、脂肪、蛋白质及维生素大量消耗，又因为交感神经兴奋使胃肠蠕动减弱，消化液分泌减少，影响消化吸收。因此，应给予高热量、高蛋白、高维生素、易消化的流质或半流质饮食。鼓励少食多餐，以增加食欲。另外，发热时因呼吸加快、皮肤出汗增多故大量水分丧失，应鼓励患者多饮含盐饮料或橙汁、草莓汁、梨汁、西瓜汁、淡茶水等以维持患者足够的液体入量。尤其是药物降温后，出现大汗淋漓，应及时补充水分。不能进食者，应给予静脉输液补充，以防体液丢失，导致脱水或电解质紊乱。

4. 用药指导

（1）西药指导：当SPID急性发作而转为急性盆腔炎时，以抗生素治疗为主。抗生素的剂量应足量足疗程，一般10~14天，以免病情反复发作。初始治疗时静脉给药，病情好转后可改为口服。剧烈腹痛时，可口服止痛药物，如布洛芬缓释胶囊、曲马多等。

①抗生素的不良反应：偶见恶心、呕吐、腹痛及腹泻；少数患者可出现药物性皮疹。

②静脉滴注抗生素的注意事项：用药前详细询问患者有无青霉素类及头孢类药物过敏史，过敏者禁用；在使用头孢类抗生素时，要避免饮酒或同时食用含有酒精的食物，以免产生双硫仑样反应，出现胸闷、气短、心率增快、血压下降、四肢乏力、头痛、恶心、呕吐、眼花、嗜睡等症状，甚至出现喉头水肿、口唇发绀、呼吸困难、过敏性休克等危险情况。

③口服抗生素的注意事项：口服用药应按时按量，治疗期间定期复查，监测疗效和药物副作用，出现药物副作用，应立即停药。对无法吞服片剂的患者，可将药片研碎溶于苹果汁、葡萄汁、巧克力牛奶中服用，以降低药物的苦味；并且最好不

要吃生冷的食物和刺激性食物，防止药物失去效果。

④止痛药的不良反应：胃肠道不适，少见胃溃疡和出血、头痛、嗜睡、耳鸣、皮疹、哮喘发作等。

⑤止痛药的注意事项：饭后服用，避免胃肠道刺激。60岁以上、消化道溃疡史、支气管哮喘、心功能不全、高血压、出血性疾病慎用，服用期间不得饮酒或含有酒精的饮料。

（2）中药指导：需按时服用中药汤剂，早晚各一次。中医历来有"药食同源"之说。某些食物既可食用又可药用，如大枣、莲子、桂圆、百合等。既然食性和药性有共同的性味，凡是食性与药性相顺应，食物即能增强药物的作用，例如气虚血瘀患者可在服用中药的同时，加食红枣、山药等。

5. 中医护理技术的运用

（1）热奄包：给予中药热奄包热敷腹部以温经祛湿、理气化瘀，缓解腹部冷痛。

（2）拔罐：取穴位有肝腧、肾腧、关元腧、腰阳关、八髎穴进行拔罐，促进盆腔局部血液循环，减轻腰骶部疼痛。

（3）穴位贴敷：根据个体差异辨证用药，贴敷于中脘、关元、气海、水道、八髎等穴位，有调经止带、理气和血的作用。

（4）艾灸：经行腹痛可艾灸，可选神阙、关元、子宫、三阴交等穴，达到通经活络、化瘀止痛的作用。

（5）经穴推拿：以按法、点法、推法、叩击法等手法作用于经络腧穴，可选子宫、气海、关元、水道等穴位起到温经通络的作用。

（6）耳穴贴压：可选取子宫、卵巢、肾、肝、脾等穴位。

（7）中药膏摩：将特制药膏涂在气海、关元、中极、子宫等穴位上，再施以点揉、按摩上述穴位，通过手法促进药物渗透，以达到活血化瘀、祛湿散寒的作用。

（8）中药灌肠技术：是将中药中的有效成分通过肠黏膜的吸收作用，直达病灶部位，更好地发挥疗效，改善微循环，同时部分中药进入全身促进血液循环，提高新陈代谢，调节气血，促进阴阳平衡，增加患者的体质及免疫功能。

6. 特色锻炼

如八段锦、盆腔康复操等可增强体质，改善自身的免疫力。指导患者每天进行 1~2 次盆底肌肉锻炼，以改善其盆腔充血的症状。

九、预防与保健

1. 预防

预防是避免外在致病因素对人体的伤害，中医提出的"不治已病治未病"，强调了预防为主的方针，它包括两层意思：一是未病先防，就是在疾病未发生之前，做好各种预防工作，防止疾病的发生；二是既病防变，就是一旦疾病已经发生，则应及早诊断、早治疗，防止疾病的发展与转变。

对于盆腔炎后遗症，以预防为主，即当发生盆腔炎时，应及时诊断、及时治疗。对于盆腔炎应先去除病因，如分娩或流产后应清除胎盘残留，如患者宫内放置避孕器宜尽快取出，盆腔炎往往是需氧菌、厌氧菌及衣原体的混合感染，且又有革兰阴性及革兰阳性之分，故抗生素多采用联合用药。因而在做宫腔培养及药敏试验的同时，可先用抗生素治疗，抗生素治疗可清除病原体，有利于炎症的吸收和消退，改善症状及体征，减少后遗症。对有发热等全身感染症状明显者，应全身应用抗生素。抗生素治疗原则为经验性、广谱、及时和个体化，力争彻底治愈，防止转为盆腔炎后遗症。

（1）认识白带：白带主要由阴道黏膜、宫颈黏膜、子宫内膜和输卵管腺体在雌激素的作用下持续分泌的渗出物。正常的白带一般呈白色稀糊状或类似蛋清状，黏稠、量少，无腥臭味。中医认为白带是人体的一种"阴液"，由脾运化，肾闭藏，任、带二脉司约。肾气充盛，脾气健运，任脉通调，带脉固束时，阴液布于胞中，润泽于阴部，则"津津常润"，这是生理性的带下。在青春期前，由于性腺还未发育成熟，没有足够的雌激素支持，因此只有非常少的白带；同样对于绝经后的女性，由于雌激素分泌的大幅下降，白带的分泌也会减少；而育龄期妇女，在不同的月经阶段白带的量也不一样，一般在月经前后、排卵期和妊娠期增多。

但病理性的带下是由于肾气不足，脾运失健，任脉失固，带脉失约，引起带下过多，或色、质异常，气味秽臭，并有局部瘙痒、灼热等表现。比如白带发黄、白带混有血丝、褐色白带、豆腐渣样或者泡沫状白带、白带有恶臭味等，都是不正常的表现，很可能患上了妇科炎症，需要去正规医院做常规白带检查和进一步治疗。如白带量多、质黄稠、有臭秽者说明病情较重；白带由黄转白或浅黄，量由多变少，味趋于正常或微酸味说明病情有所好转。

（2）认识月经：女孩一般在12岁左右进入青春发育期，卵巢功能受下丘脑、垂体激素的调节与作用，开始有卵泡发育、成熟与排卵。与此同时，性激素（如雌激素、孕激素）等开始产生与分泌，并对靶器官发挥作用，女性性征更明显。靶器官中子宫受性激素影响最显著，子宫内膜发育、成熟、脱落、出血，形成流动的混合物排出体外，就是月经。月经血一般呈鲜红色或暗红色，没有血块，除了血液成分外，还含有子宫内膜碎片、宫颈黏液、阴道上皮的脱落细胞与各种杂菌。出血量一般为 20~60ml，月经期一般为 3~7 天，第 2~3 天经血量较多，随后逐渐减少，至第 6~7 天月经自行"干净"。月经周期一般为 21~35 天，前后相差 1 周均属正常。

月经过多指超过 80ml 为月经过多，如果经血量过多，换一次卫生巾很快就又湿透，甚至经血顺腿往下淌，每片卫生巾都是湿透的，就属于经量过多。少于 5ml 为月经过少。每天换 3~5 次卫生巾，就是正常的。相反，每次月经用纸很少，则属经量过少。经期延长指月经周期超过 7 天，少于 15 天；经期短于 3 天称为经期过短。临床上一般将 35 天以上才来一次月经称为月经稀发，短于 21 天来一次月经称为月经频发。

（3）定期妇科体检：女性比较容易患有妇科疾病，应该定期做妇科体检，全面了解身体的健康状况，一旦出现腹痛、发热、阴道分泌物增多等问题，就应该及时去正规的医院进行检查治疗，避免因延时治疗导致患者的生育功能损害，继发不孕、异位妊娠的发生。体检的最佳时间是月经干净 3~7 天，就诊前最好用清水清洗外阴部，前一天避免性交以及阴道用药，以免影响化验检查结果，所做检查如下所述。

①妇科检查：阴道窥器检查可观察阴道分泌物是否异常，外阴部有无红肿、溃疡、皮炎等，宫颈有无红肿、溃疡、赘生物等，子宫、附件、宫颈是否存在压痛，是否有下腹部包块等。

运用双合诊检查子宫颈的位置、大小、硬度、活动度，有无触痛、举痛；穹窿部是否饱满、软硬度，有无弹性、结节、肿块、浸润、触痛；子宫的大小、位置、硬度、活动度，有无触痛、结节等；子宫两侧和附件有无增厚、结节、肿块、粘连和触痛。双合诊是盆腔检查中最重要的组成部分之一，也是诊断盆腔炎必做的检查。

②细菌性阴道病检测及真菌测定：了解白带中有无滴虫、念珠菌、白细胞的数量和阴道的清洁度。

③病原菌培养：可做一般细菌培养，包括葡萄球菌、链球菌、大肠埃希菌等，还可做念珠菌、淋病双球菌、支原体、衣原体等病原菌培养。此项检查在诊断盆腔炎时是必需的。

④人乳头瘤病毒检测（HPV）和超薄液基薄层细胞学检查（TCT）：应及早发现和治疗阴道、宫颈的人乳头瘤病毒感染。

⑤血常规：白细胞和中性粒细胞升高，说明其有感染存在。

⑥B超检查：全面了解子宫、卵巢的大小、形态、是否占位等，并能从盆腔积液程度提示盆腔炎症的状况。

（4）健康的生活方式

①要早睡早起，避免熬夜加班、过度夜生活等。

②月经前期忌食辛辣动火之品，宜食瘦肉、猪肝、黑木耳、鲜牛奶、藕等，平时宜食土豆、红枣粥以加强营养。月经后期以滋阴、补血食品为宜。食欲良好者可食黑鱼、淡菜、瘦肉等食品；食欲欠佳者应以素食为主，可食冬菇、木耳、新鲜蔬菜等，忌辛辣、油腻之食品。

另外，要注意女性不能过度地节食减肥，因为过度节食会导致营养不良，免疫力下降，进而导致盆腔被感染的概率升高，容易诱发盆腔炎。

③适度的体育锻炼，提高机体免疫力。

④注意个人卫生，确保正确清洗外阴。

正常阴道细菌寄居形成阴道正常菌群，为维持正常阴道内环境起着极为重要的作用。在维持阴道生态平衡中，雌激素、乳酸杆菌及阴道 pH 值起重要作用。正常阴道菌群中，以产生过氧化氢的乳杆菌为优势菌。乳酸杆菌除维持阴道的酸性环境外，其产生的过氧化氢及其他抗微生物因子可抑制或杀灭其他细菌。如果经常使用阴道洗液冲洗或灌洗，会刺激外阴与阴道黏膜吸收水分，使阴部产生燥热、瘙痒等不适感，有益菌也会被杀死，从而使阴道失去酸性环境，严重削弱自净作用，从而患上阴道炎、宫颈炎、附件炎，甚至盆腔炎。

杜绝各种感染途径，保持会阴部清洁、干燥，正常情况下不要进行阴道内清洗。平时清洗所用液体以清水为好。做到专人专盆，切不可将手指或毛巾伸入阴道，这样容易将细菌带入阴道，人为破坏身体的天然屏障，引起或加重感染。保持内裤的清洁，每天更换。患病时，在医生指导下，使用相应的酸性或碱性液清洗。阴部皮肤有尿、便残液存留，需要经常清洁去污，但并不是洗得越勤越好。过度的清洁会破坏皮肤表面上的保护膜，从而使其变得干燥不适乃至瘙痒。

如厕后用纸巾清洁阴部，应按由前至后的顺序擦，避免把肛门的细菌带到阴道，引起发炎。注意不要在阴部喷香水，否则会污染阴部。

2. 保健

保健是增强内在的体质因素抵御外邪侵袭。中医学中"正气存内，邪不可干"的理论则是对保健工作的着重强调。只有通过精神生活的调摄、体质的增强，才能达到提高正气，抵抗外邪的能力。正常健康妇女生殖系统有自然、合理的防御功能，当不洁性生活及分娩、流产后抵抗力降低，病原体经生殖道上行感染并扩散到输卵管、卵巢，继而殃及整个盆腔；或淋病等性病感染后，致病菌沿黏膜向上蔓延，导致盆腔炎（子宫内膜炎、输卵管炎、输卵管卵巢脓肿和盆腔腹膜炎）的发生。因此，保健是非常重要的，具体内容如下所述。

（1）经期保健

①保持卫生：月经期血室正开，邪毒容易感染和侵袭胞中，必须注意经期卫生，选择宽松透气的衣裤，经期勤换卫生巾及内裤，保持外阴清洁，提倡淋浴。最好选棉质表面的卫生巾，其对肌肤更具有亲和力，渗透性也比较好，不仅舒适，还可减少过敏和皮肤病发生。最好少用或不用药物或香味卫生巾，因为有些卫生巾添加了不同类型的药物、香精或添加剂，闻起来有股清新的味道，其中很大一部分未经过国家质量标准检测，易引起皮肤过敏。

此外，月经期间不要同房，因为月经期子宫颈口处于松弛状态，宫颈分泌的黏液栓比较稀薄，屏障作用比较差，容易将细菌带入逆行而上，引起逆行性感染，造成女性的各种炎症。

②调畅情志：经期阴血下注，气偏有余，情绪容易波动，若因七情内伤，忧愁、愤怒、悲伤，会引起气机郁结，气滞血瘀，气血不调而致月经不调。患者要保持心情愉快，情绪乐观向上，维持平稳的心态，尤其要注意放松身心，减轻心理压力，努力克服日常生活中焦躁不安、过于紧张的不良情绪，注意提高自身的控制能力。

③注意保暖：经期机体抵抗力下降，若感受寒凉或寒湿之

邪，则气血凝滞。《素问》中提到天地温和，则经水安静。天寒地冻，则经水凝泣。天暑地热，则损伤冲任，故妇人经病本此同参。所以月经期应注意避风寒，适寒温，不宜冒雨涉水、冷水洗脚或冷水浴。冬天的时候不要穿短裙或者短裤，不要坐在冷的地板上，要保持下体温暖。

④饮食有节：经期饮食不节，若嗜食辛辣助阳之品，或过度饮酒及烈性饮料，则热迫血行，致月经过多；若过食寒凉生冷瓜果之类，如白菜、绿白萝卜、橘子等或饮用冷水，致使寒冷之邪入血脉，恶血留着不去，经脉凝滞而不行，导致月经量过少，痛经等。所以月经期饮食应以温热为宜，可选海带、大枣、高粱米、羊肉、苹果等，少吃梨、冬瓜、芥蓝等寒凉食品。

月经过多、色红、质黏稠者，饮食以清热补血之品为主，如瘦肉、猪肝、藕片或藕粉，均为止血、凉血佳品，可多食用，忌食辛辣动火之品；月经过多、色淡质稀者，饮食以补气血为主，如桂圆、大枣、鸡汤等。

月经过少、色淡、无血块者，小腹痛时，可热敷或食用红糖、当归、白芍汤以养血和止痛。同时应加强营养，可多食瘦肉、禽蛋类及新鲜蔬菜、红枣、赤豆粥等补养；血量少、色暗黑、有血块者，忌食酸冷油腻食品，以保持血行通畅。

痛经患者平时饮食应多样化，不可偏食，应经常食用具有理气活血作用的蔬菜、水果，如荠菜、香菜、胡萝卜、橘子、佛手、生姜等。身体虚弱、气血不足者，宜常吃补气、补血、补肝肾的食物，如鸡、鸭、鱼、鸡蛋、牛奶、豆类等。

⑤动静有度：经期出血体力下降，过度劳累，气血两伤，冲任虚损不固，可致月经过多、经期延长。因此，经期要避免

重体力劳动和剧烈体育运动。可以正常工作、学习及参加一般的家务劳动。可多做骨盆运动以帮助改善子宫血液循环，减缓痛经等症状。

（2）孕期保健：孕早期尽量不去公共场所，避免接触细菌、病毒及性病传染源而发生感染；孕中晚期，汗腺、皮脂腺分泌旺盛，应勤洗澡，勤换衣服，尽量淋浴，避免盆浴，以防污水进入阴道导致感染。如果孕妇患上盆腔炎，会影响到胎儿的发育，甚至引起流产。无明显症状的患者，可以先不治疗，平时做好防护措施，并定期检查以观察病情，待生完小孩后，再接受治疗。如果病情比较严重，那就需要通过药物来控制病情，因很多药物属于孕期禁用药，务必在医生的指导下进行。

（3）产褥期保健：分娩期及产褥期，产妇出汗多，可经常用温水擦浴，勤换内衣、内裤及床单；衣着温暖适宜，冬天预防着凉，夏天预防中暑，坚持每日用消毒液冲洗或擦洗外阴2次，大便后随时冲洗，避免导致细菌入侵。产褥期内要禁忌房事，因产妇的子宫、宫颈、阴道还未恢复正常，房事后很容易引起出血、感染等疾病。产后适当运动，比如做膝胸卧位，防止子宫后倾，减少盆腔瘀血。

（4）流产后的保健：做好计划生育措施，尽量避免行人流手术，这一类手术有可能导致盆腔炎的发生。手术后需要随时观察子宫收缩情况、出血量、是否发热等，如果有异常及时告知医生。人工流产后要注意休息才能尽快恢复身体，在生活方面，应少洗头、勿喝冷饮、衣物要保暖，预防着凉和感冒，多吃富含蛋白质的食物，如瘦肉、鲜鱼、蛋类、奶或豆制品等。人工流产后一个月内应避免性生活；出血期间勤换卫生护垫；半个月内不能进行坐浴，只能淋浴。另外，在人工流产术后一定要注意出血情况，如果出血时间超过 15 天，出血量大过月经量，特别是分泌物有臭味，并伴有发热、腹痛等症状，应及时去医院检查和治疗，以免病情加重。

（5）自我保健调理

1）按摩穴位

①按摩肾腧穴：可滋阴补肾、顺气化湿。快速取穴：以肚脐正对面的脊柱为中心点，向两侧旁开 2 指，左右各一。按摩方法：两手搓热后用手掌上下来回按摩肾腧穴 2~3 分钟，两侧同时或交替进行。以产生酸、麻、胀为宜。

②按压关元穴：可调理气血、利水通络。快速取穴：肚脐下方四指的距离。按摩方法：以关元穴为圆心，左或右手掌做逆时针及顺时针方向按摩 3~5 分钟，然后，随呼吸用示指或中指指腹按压 3 分钟，以腹部发热为佳。

③揉按脾腧穴、胃腧穴：可健脾和胃，祛湿止带。快速取穴：肚脐对应的位置是第二腰椎的棘突，找到第二腰椎的棘突之后再往上数两个棘突就是第十二胸椎棘突，左右旁开两个横指是胃腧穴。再往上数一个棘突就是第十一胸椎棘突，左右旁开两个横指是脾腧穴。按摩方法：双手握拳，将拳背第二、第三掌指关节放在脾腧穴、胃腧穴上，揉按 2 分钟。

④合按内关穴、外关穴：安神镇静，和胃理气。快速取穴：用力握拳，找到手臂内侧两条明显的肌腱，内关就在这两条肌腱之间，从掌面腕横纹的中点开始向上 2 寸的地方，就是内关穴。外关穴位于前臂背侧，与正面内关穴相对。按摩方法：将拇指和中指放在外关穴和内关穴上，两指对合用力按压 1 分钟，双手交替进行。

⑤揉按足三里穴：补脾益肾、调和气血。快速取穴：小腿

前外侧，髌骨下面外侧凹陷处，用自己的示指、中指、无名指、小指并排，然后示指近拇指的一侧缘靠近膝盖的凹陷处，小指的外侧缘与胫骨的交叉点。按摩方法：将中指指腹按压在足三里穴上，适当用力按揉1分钟，双下肢交替进行。以感酸胀为度。

⑥揉按三阴交穴：镇静安神，调经止痛。快速取穴：位于小腿的内侧，足内踝尖正上缘手四指并拢，胫骨边缘凹陷处。按摩方法：将左手拇指指腹放在三阴交穴上，适当用力揉按1分钟，双下肢交替进行。

2）仰卧起坐　仰卧起坐能锻炼腹部肌肉，使腹部肌肉收紧，更好地保护腹腔内的脏器，还可以锻炼刺激腹股沟，加快血液流动的速度，从而治疗和缓解盆腔炎等妇科疾病。还可以拉伸背部肌肉、韧带和脊椎，调节中枢神经系统，从而改善身体的抗病能力，提高机体抵抗力，预防致病菌感染。

3）足疗调理　所有适龄女性均可采用中药泡脚的方法调理身体。中药加入约两升水，大火煮开后再用小火煎煮30分钟，等药冷却至50℃时连渣倒入盆中，煎煮过的中药可反复利用几次。泡脚之前可先用热气熏蒸脚部，等水温适合时开始泡脚，盆中药液量应该浸没踝关节，如果药液不足量，可加适量温水。泡洗过程中可适当加热水，最好是能泡至全身微微渗汗。每次泡脚最好坚持30分钟以上。除此之外，要合理选择泡脚中药。不同体质或者不同的辨证类型，在用药方面会有不同的选择。

①湿热瘀结型：泡脚所选药物适当多选入足少阳胆经的药物，可用茵陈、干草、赤芍、白芷、败酱草、车前子15克，煮水泡脚。

②气滞血瘀型：泡脚所选药物适当多选入足厥阴肝经的药

物，并加入适量的引经药物，可采用青皮、乌药、益母草、鸡血藤各 30 克，川芎、红花各 10 克，煮水泡脚。

③寒湿瘀阻型：泡脚所选药物应该适当多选入足少阴肾经的药物为主，可用肉桂、乌药、当归、川芎各 15 克，干姜、小茴香、吴茱萸、艾叶各 6 克，延胡索 12 克，食盐少许，煮水泡脚。

④气虚血瘀型：泡脚所选药物应该适当多选入足太阴脾经的药物，可用白芍、当归、川芎、熟地、白术、杜仲、黄花、党参各 15 克，煮水泡脚。

附件
盆腔康复操

一、盆腔康复操动作

第一节 腹肌训练操

采取平躺、脸朝上的姿势，双腿并拢，保持双腿伸直并缓慢向上抬起，当脚抬至 20~30 厘米高度时，再将双腿缓慢放下。以上动作，每次持续 5~10 秒，重复进行 3~5 次。

第二节 臂髋配合操

脸朝上，平躺在床或垫子上，先抬左臂，同时弯曲右侧髋部和膝关节，使右侧大腿尽量靠近腹部；做完后恢复原位。再换成右臂和左侧髋部及膝关节，进行相同的动作。重复 3~5 次后恢复原位。

第三节 抬足跟收肛操

采取脸朝上平躺的姿势，双脚脚跟同时缓慢抬起，离开所躺平面的同时吸气做提肛运动，维持 5 秒后，缓慢放下双腿同时呼气。重复 3~5 次。

第四节 屈腿压腹操

脸朝上，平躺，双臂侧平举，手心向上，弯曲双膝，同时将双腿缓慢抬起。使大腿部位逐渐接近腹部，此时双臂抱膝压腹，借助腿部用力挤压小腹部，臀部下方离开床平面。然后将双手放开。双腿缓慢伸直，恢复到平躺的原位。重复做这些动作 3~5 次。

第五节 抬身收肛操

脸朝上，平躺，双手在身体两侧，手心朝下，慢慢吸气，收缩腹部，双手按压所躺的床面，借助按压的力量让上体缓慢坐起同时收缩肛门，然后再将上体缓慢地躺下恢复原位。重复做这些动作 3~5 次。

第六节 分膝操

脸朝上，平躺，膝部缓慢弯曲。让双膝缓慢地向外侧分开，并尽力使双膝分开到最大程度，然后再向内闭合，缓慢恢复至原位。重复做这些动作 3~5 次。

二、盆腔康复操注意事项

（1）练盆腔康复操时要保持自然舒服的呼吸节奏。

（2）运动时要量力而行，次数可以根据自身情况从少到多，逐渐增加。

（3）有心脑血管疾病的老年女性，更要循序渐进。

（4）有急性盆腔炎、腹腔恶性肿瘤的患者，不宜在家自行锻炼。

第二章
中医护理技术

第一节
中药热奄包技术

中药热奄包技术是将中药装入药包中，加热后置于身体的患病部位或身体的某一特定位置（如穴位），利用温热之力使药性透过体表透入经络、血脉，从而达到温经通络、行气活血、散寒止痛、祛瘀消肿等效果的一种操作方法。

一、适用范围

适用于中医内科、外科、疼痛科、骨伤科、针灸科、理疗科、妇科等，各种慢性、虚寒性疾病，四肢关节痛，腰椎肩颈部疼痛，肌肉劳损等疾病。在妇科适用于痛经、月经不调、宫寒不孕、妇人腹痛及宫腹腔镜术后腰痛、腹胀、胃肠痉挛等。

二、评估

（1）患者的主要症状、临床表现、既往史及药物过敏史。
（2）患者体质及治疗部位皮肤情况。
（3）患者的心理状况。

三、告知

1 治疗过程中观察患者局部皮肤颜色变化，产生的烧灼、热烫的感觉，应立即停止治疗。

2 治疗过程中局部皮肤可能出现烫伤、水疱、过敏。应立即告知护士，不要搓、抓局部皮肤，防止局部皮肤进一步刺激。

3 治疗后患者应注意保暖，适当饮用温水。

四、物品准备

治疗盘、热奄包、微波炉、测温枪、手消毒液，必要时备屏风等（图 2-1）。

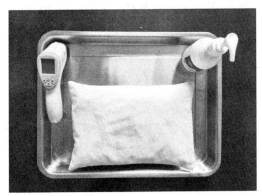

图 2-1　中药热奄包技术物品准备

五、基本操作方法

（1）备齐用物，携至床旁做好解释，核对医嘱，评估患者。

（2）协助患者取舒适位，暴露治疗部位，检查局部皮肤情况。

（3）将加热好的热奄包敷于治疗部位，并为患者保暖，治疗时间为20~30分钟。

（4）治疗结束，协助患者整理衣物，取舒适体位。

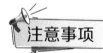

（1）局部皮肤有破损、溃疡及局部无知觉者，麻醉未清醒者，有出血倾向者禁用。

（2）孕妇的腹部及腰骶部、严重的糖尿病、偏瘫、脊髓空洞等感觉神经功能障碍、对中药过敏者禁用。

（3）操作中注意保暖，体位舒适，适当补充水分。

（4）注意热敷温度，一般50~60℃，热奄包温度不宜超过70℃，年老、婴幼儿不宜超过50℃，以能耐受并感到舒适为宜。

（5）操作过程中应观察局部皮肤情况，有无烫伤。操作后观察皮肤情况，如有烫伤等情况发生，及时处理。

（6）操作过程中应保持热奄包温度，温度过低则需及时更换或加热后再敷。

附：中药热奄包技术流程图

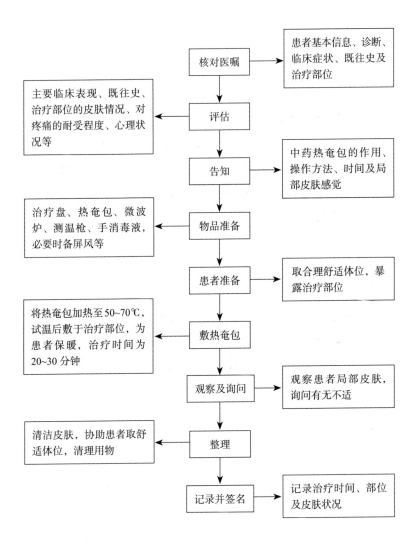

核对医嘱 → 患者基本信息、诊断、临床症状、既往史及治疗部位

主要临床表现、既往史、治疗部位的皮肤情况、对疼痛的耐受程度、心理状况等 ← 评估

告知 → 中药热奄包的作用、操作方法、时间及局部皮肤感觉

治疗盘、热奄包、微波炉、测温枪、手消毒液，必要时备屏风等 ← 物品准备

患者准备 → 取合理舒适体位，暴露治疗部位

将热奄包加热至50~70℃，试温后敷于治疗部位，为患者保暖，治疗时间为20~30分钟 ← 敷热奄包

观察及询问 → 观察患者局部皮肤，询问有无不适

清洁皮肤，协助患者取舒适体位，清理用物 ← 整理

记录并签名 → 记录治疗时间、部位及皮肤状况

第二节
拔罐技术

拔罐技术是以罐为工具，利用燃烧、抽吸、蒸汽等方法形成罐内负压，使罐吸附于腧穴或相应体表部位，使局部皮肤充血或瘀血，达到温通经络、行气活血、驱风散寒、调和脏腑、消肿止痛、吸毒排脓等防治疾病的中医外治技术，包括闪罐法、留罐法及走罐法。

一、适应范围

适应于头痛、腰背痛、颈肩痛、失眠及风寒型感冒所致咳嗽等症状，疮疡、毒蛇咬伤的急救排毒等。在妇科适用于原发性痛经、经行感冒、盆腔炎后遗症、产后压力性尿失禁等疾病。

二、评估

（1）病室环境、温度、光线。

（2）主要症状、既往史、凝血机制、是否妊娠或月经期。

（3）患者体质及对疼痛的耐受程度。

（4）拔罐部位的皮肤情况，熟悉所拔部位或穴位。

（5）评估患者年龄、心理状况及对拔罐操作的接受程度。

三、告知

1 拔罐的作用、操作方法，留罐时间一般为 10~15 分钟。应考虑个体差异，儿童酌情递减。

2 由于罐内空气负压吸引的作用，局部皮肤会出现与罐口相当大小的紫红色瘀斑，此为正常表现，数日方可消除。治疗当中如果出现不适，及时通知护士。

3 拔罐过程中如出现小水疱不必处理，可自行吸收，如水疱较大，护士会做相应处理。

4 拔罐后可饮一杯温开水，夏季拔罐部位忌风扇或空调直吹。

四、物品准备

治疗盘、玻璃罐数个、润滑剂、止血钳、手消毒液、95%乙醇棉球、打火机、广口瓶、清洁纱布或自备毛巾，必要时备屏风、毛毯（图 2-2）。

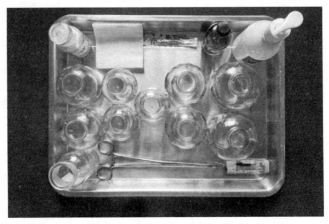

图 2-2　拔罐技术物品准备

五、基本操作方法

（1）核对医嘱，根据拔罐部位选择火罐的大小及数量，操作前检查罐口周围是否光滑，有无缺损裂痕。

（2）评估患者，嘱患者排空二便，做好解释。

（3）备齐用物，携至床旁。

（4）协助患者取合理、舒适体位。充分暴露拔罐部位，注意保护隐私及保暖。

（5）使用闪火法将罐体吸附在选定部位上。用止血钳或镊子等夹住95%乙醇棉球，一手持点火工具，一手持罐，罐口朝下，将棉球点燃后立即伸入罐内旋转数圈随即退出，迅速将罐扣于选定部位。

（6）常用拔罐手法

①闪罐：以闪火法或抽气法使罐吸附于皮肤后，立即拔起，反复吸拔多次，直至皮肤潮红发热的拔罐方法，以皮肤潮红、

充血或瘀血为度。适用于感冒、皮肤麻木、面部病症、中风后遗症或虚弱病症。

②走罐：又称推罐，先在罐口或吸拔部位上涂一层润滑剂，将罐吸拔于皮肤上，再以手握住罐底，稍倾斜罐体，前后推拉，或做环形旋转运动，如此反复数次，至皮肤潮红、深红或起瘀点为止。适用于急性热病或深部组织气血瘀滞之疼痛、外感风寒、神经痛、风湿痹痛及较大范围疼痛等。

③留罐：又称坐罐，即火罐吸拔在应拔部位后留置 10~15 分钟。

（7）操作过程中观察罐体吸附情况和皮肤颜色，询问有无不适感。

（8）起罐时，左手轻按罐具，向左倾斜，右手示指或拇指按住罐口右侧皮肤，使罐口与皮肤之间形成空隙，空气进入罐内，顺势将罐取下。不可强行上提或旋转提拔。

（9）操作结束，协助患者穿衣，取舒适体位。

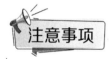

注意事项

（1）凝血机制障碍、呼吸衰竭、重度心脏病、严重消瘦、月经期、孕妇的腹部、腰骶部及严重水肿等不宜拔罐。

（2）拔罐时要选择适当体位和肌肉丰满的部位，骨骼凹凸不平及毛发较多的部位均不适宜拔罐。

（3）面部、儿童、年老体弱者拔罐的吸附力不宜过大。

（4）拔罐时要根据不同部位选择大小适宜的罐，检查罐口周围是否光滑，罐体有无裂痕。

（5）注意有无晕罐先兆，当患者出现头晕、恶心、面色苍白等晕罐反应时，应立即停止拔罐，将罐具全部起下。使患者平卧，注意保暖，轻者仰卧片刻，饮热水或糖水后，即可恢复正常，重者通知医生并对症处理，还可揉内关、合谷、太阳、足三里等穴。

（6）拔罐过程中如果出现拔罐局部疼痛，处理方法有减压放气或立即起罐等。

（7）起罐操作时不可硬拉或旋转罐具，否则会引起疼痛，甚至损伤皮肤。

（8）起罐后，皮肤会出现与罐口相当大小的紫红色瘀斑，为正常表现，数日方可消除，若罐斑微觉痛痒，不可搔抓，数日可自行消退。如出现小水疱不必处理，可自行吸收；如水疱较大，消毒局部皮肤后，用注射器吸出液体，覆盖消毒敷料。

（9）嘱患者保持体位相对固定，保证罐口光滑无破损，操作中防止点燃后乙醇下滴烫伤皮肤；点燃乙醇棉球后，切勿较长时间停留于罐口及罐内，以免将火罐烧热烫伤皮肤。拔罐过程中注意防火。

（10）闪罐：操作手法纯熟，动作轻、快、准，至少选择3个口径相同的火罐轮换使用，以免罐口烧热烫伤皮肤。

（11）走罐：选用口径较大、罐壁较厚且光滑的玻璃罐；施术部位应面积宽大、肌肉丰厚，如胸背、腰部、腹部、大腿等。

（12）留罐：儿童拔罐力量不宜过大，时间不宜过长；在肌肉薄弱处或吸拔力较强时，则留罐时间不宜过长。

（13）使用过的火罐，均应消毒后备用。

附：拔罐技术操作流程图

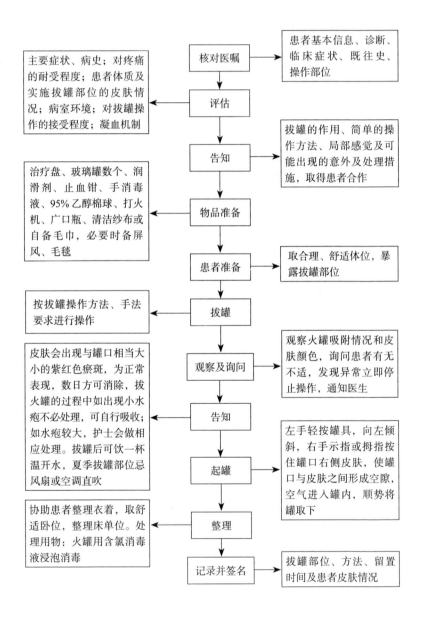

主要症状、病史；对疼痛的耐受程度；患者体质及实施拔罐部位的皮肤情况；病室环境；对拔罐操作的接受程度；凝血机制

核对医嘱 → 患者基本信息、诊断、临床症状、既往史、操作部位

评估

告知 → 拔罐的作用、简单的操作方法、局部感觉及可能出现的意外及处理措施，取得患者合作

治疗盘、玻璃罐数个、润滑剂、止血钳、手消毒液、95%乙醇棉球、打火机、广口瓶、清洁纱布或自备毛巾，必要时备屏风、毛毯

物品准备

患者准备 → 取合理、舒适体位，暴露拔罐部位

按拔罐操作方法、手法要求进行操作

拔罐

观察及询问 → 观察火罐吸附情况和皮肤颜色，询问患者有无不适，发现异常立即停止操作，通知医生

皮肤会出现与罐口相当大小的紫红色瘀斑，为正常表现，数日方可消除，拔火罐的过程中如出现小水疱不必处理，可自行吸收；如水疱较大，护士会做相应处理。拔罐后可饮一杯温开水，夏季拔罐部位忌风扇或空调直吹

告知

起罐 → 左手轻按罐具，向左倾斜，右手示指或拇指按住罐口右侧皮肤，使罐口与皮肤之间形成空隙，空气进入罐内，顺势将罐取下

协助患者整理衣着，取舒适卧位，整理床单位。处理用物：火罐用含氯消毒液浸泡消毒

整理

记录并签名 → 拔罐部位、方法、留置时间及患者皮肤情况

第三节
穴位贴敷技术

穴位贴敷技术是将药物制成一定剂型，贴敷到人体穴位，通过刺激穴位，激发经气，达到通经活络、清热解毒、活血化瘀、消肿止痛、行气消痞、扶正强身作用的一种操作方法。

一、适用范围

适用于恶性肿瘤、各种疮疡及跌打损伤等疾病引起的疼痛，消化系统疾病引起的腹胀、腹泻、便秘，呼吸系统疾病引起的咳喘等症状。在妇科适用于痛经、盆腔炎后遗症、不孕症、月经不调、子宫内膜异位症、人工流产术后、宫腔镜术后、妊娠恶阻等疾病。

二、评估

（1）病室环境、温度适宜。
（2）主要症状、既往史、药物及敷料过敏史，是否妊娠。
（3）敷药部位的皮肤情况。

三、告知

1 出现皮肤微红为正常现象，若出现皮肤瘙痒、丘疹、水疱等，应立即告知护士，不要搓、抓局部皮肤，防止局部皮肤进一步刺激。

2 穴位敷贴时间一般为6~8小时。可根据病情、年龄、药物、季节调整时间，小儿酌减。

3 若出现敷料松动或脱落及时告知护士。

4 局部贴药后可出现药渍、油渍等污染衣物。

四、物品准备

治疗盘、无菌敷贴、遵医嘱配置的药物、压舌板、纱布，必要时备屏风、毛毯（图2-3）。

五、基本操作方法

（1）核对医嘱，评估患者，做好解释，注意保暖。

（2）备齐用物，携至床旁。根据敷药部位，协助患者取适宜的体位，充分暴露患处，必要时屏风遮挡患者。

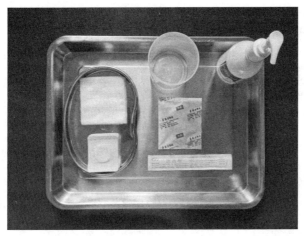

图 2-3 穴位贴敷技术物品准备

（3）调药，根据敷药面积，用压舌板将所需药物均匀地涂抹于无菌敷贴上，厚薄适中。

（4）将药物敷贴于穴位上，做好固定。

（5）观察患者局部皮肤，询问有无不适感。

（6）操作完毕后，擦净局部皮肤，协助患者着衣，取舒适体位。

注意事项

（1）孕妇的脐部、腹部、腰骶部及某些敏感穴位，如合谷、三阴交等处都不宜敷贴，以免局部刺激引起流产。

（2）敷贴部位应交替使用，不宜单个部位连续敷贴。对刺激性强的药物，贴敷穴位不宜过多，贴敷面积不宜过大，贴敷时间不宜过长。

（3）药物应均匀涂抹于无菌敷贴中央，厚薄一般以 0.2~0.5cm 为宜，覆盖敷料大小适宜。

（4）除拔毒膏外，患处有红肿及溃烂时不宜敷贴药物，以免发生化脓性感染。

（5）对于残留在皮肤上的药物不宜采用肥皂或刺激性物品擦洗。

（6）使用贴敷药后，如出现红疹、瘙痒、水疱等过敏现象，应暂停使用，报告医师，配合处理。

（7）贴敷期间，饮食要清淡，避免烟酒、海味，少食辛辣刺激食品、冰冻食品、豆类及豆制品、黏滞性食物及温热易发食物(如羊肉、狗肉、螃蟹、虾等)。

附：穴位敷贴技术操作流程图

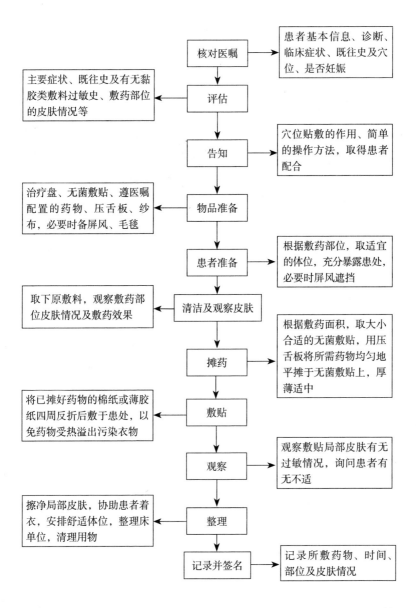

核对医嘱 → 患者基本信息、诊断、临床症状、既往史及穴位、是否妊娠

主要症状、既往史及有无黏胶类敷料过敏史、敷药部位的皮肤情况等 ← 评估

告知 → 穴位贴敷的作用、简单的操作方法，取得患者配合

治疗盘、无菌敷贴、遵医嘱配置的药物、压舌板、纱布，必要时备屏风、毛毯 ← 物品准备

患者准备 → 根据敷药部位，取适宜的体位，充分暴露患处，必要时屏风遮挡

取下原敷料，观察敷药部位皮肤情况及敷药效果 ← 清洁及观察皮肤

摊药 → 根据敷药面积，取大小合适的无菌敷贴，用压舌板将所需药物均匀地平摊于无菌敷贴上，厚薄适中

将已摊好药物的棉纸或薄胶纸四周反折后敷于患处，以免药物受热溢出污染衣物 ← 敷贴

观察 → 观察敷贴局部皮肤有无过敏情况，询问患者有无不适

擦净局部皮肤，协助患者着衣，安排舒适体位，整理床单位，清理用物 ← 整理

记录并签名 → 记录所敷药物、时间、部位及皮肤情况

第四节
艾灸技术

艾灸技术是采用点燃的艾条悬于选定的穴位或病痛部位之上，通过艾的温热和药力作用刺激穴位或病痛部位，达到温经散寒、扶阳固脱、消瘀散结、防治疾病的一种操作方法。

一、适用范围

适用于各种慢性虚寒型疾病及寒湿所致的疼痛，如胃脘痛、腰背酸痛、四肢凉痛、月经寒痛等；中气不足所致的急性腹痛、吐泻、四肢不温等症状。在妇科适用于痛经、月经不调、宫寒不孕、崩漏、闭经、子宫脱垂、盆腔炎、子宫内膜炎、带下病等疾病。

二、评估

（1）病室环境及温度。

（2）主要症状、既往史、月经史及是否妊娠。

（3）有无出血病史或出血倾向、哮喘病史或艾绒过敏史。

（4）对热、气味的耐受程度。

（5）施灸部位皮肤情况。

三、告知

1 施灸过程中出现头晕、眼花、恶心、颜面苍白、心慌出汗等不适现象，及时告知护士。

2 个别患者在治疗过程中艾灸部位可能出现水疱。

3 灸后注意保暖，饮食宜清淡。

四、物品准备

艾条、手消毒液、治疗盘、打火机、弯盘、广口瓶、纱布，必要时备浴巾、屏风、计时器（图2-4）。

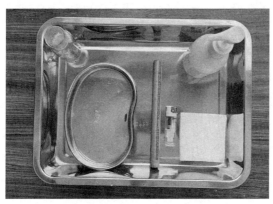

图2-4 艾灸技术物品准备

五、基本操作方法

（1）核对医嘱，评估患者，做好解释。

（2）备齐用物，携至床旁。

（3）协助患者取合理、舒适体位，充分暴露施灸部位。

（4）点燃艾条，进行施灸。

（5）常用施灸方法

①温和灸：将点燃的艾条对准施灸部位，距离皮肤 2~3cm，使患者局部有温热感为宜，每处灸 10~15 分钟，至皮肤出现红晕为度。及时将艾灰弹入弯盘，防止灼伤皮肤。

②雀啄灸：将点燃的艾条对准施灸部位，距离皮肤 2~3cm，一上一下进行施灸，如此反复，一般每穴灸 10~15 分钟，至皮肤出现红晕为度。

③回旋灸：将点燃的艾条悬于施灸部位上方约 2cm 处，反复旋转移动范围约 3cm，每处灸 10~15 分钟，至皮肤出现红晕为度。施灸过程中询问患者有无不适，观察患者皮肤情况。

（6）施灸结束，立即将艾条插入广口瓶，熄灭艾火。

（7）用纱布清洁，协助患者穿衣，取舒适卧位。

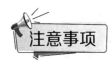

注意事项

（1）大血管处，孕妇腹部和腰骶部，皮肤感染、溃疡、瘢痕处，过饥、过饱，高热、昏迷、大汗淋漓，妇女经期、有出血倾向者不宜施灸。空腹或餐后一小时内不宜施灸。

（2）一般情况下，施灸顺序自上而下，先头身，后四肢。灸后一小时内不建议洗澡。

（3）施灸时防止艾灰脱落烧伤皮肤或衣物。

（4）注意观察皮肤情况，对糖尿病、肢体麻木及感觉迟钝的患者，尤应注意防止烧伤。

（5）如局部出现小水疱，无需处理，自行吸收；若水疱较大，可用无菌注射器抽吸疱液，用无菌纱布覆盖。

（6）注意保暖，避免对流风。

附：艾灸技术操作流程图

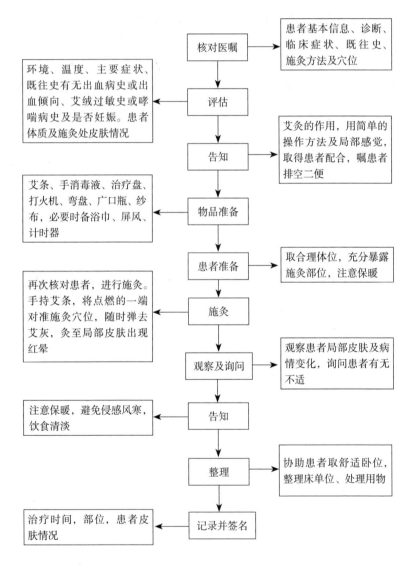

核对医嘱 → 患者基本信息、诊断、临床症状、既往史、施灸方法及穴位

环境、温度、主要症状、既往史有无出血病史或出血倾向、艾绒过敏史或哮喘病史及是否妊娠。患者体质及施灸处皮肤情况 ← 评估

告知 → 艾灸的作用，用简单的操作方法及局部感觉，取得患者配合，嘱患者排空二便

艾条、手消毒液、治疗盘、打火机、弯盘、广口瓶、纱布，必要时备浴巾、屏风、计时器 ← 物品准备

患者准备 → 取合理体位，充分暴露施灸部位，注意保暖

再次核对患者，进行施灸。手持艾条，将点燃的一端对准施灸穴位，随时弹去艾灰，灸至局部皮肤出现红晕 ← 施灸

观察及询问 → 观察患者局部皮肤及病情变化，询问患者有无不适

注意保暖，避免侵感风寒，饮食清淡 ← 告知

整理 → 协助患者取舒适卧位，整理床单位、处理用物

治疗时间，部位，患者皮肤情况 ← 记录并签名

第五节
经穴推拿技术

经穴推拿技术是以按法、点法、推法、叩击法等手法作用于经络腧穴，可使各经经脉相通，增强机体免疫力，具有减轻疼痛、调节胃肠功能、温经通络等作用的一种操作方法。

一、适用范围

适用于各种急慢性疾病所致的痛症，如头痛、肩颈痛、腰腿痛以及失眠等症状。在妇科适用于痛经、慢性盆腔痛、妇科术后腹胀、便秘等疾病。

二、评估

（1）病室环境，保护患者隐私安全。

（2）主要症状、既往史、是否妊娠或月经期。

（3）推拿部位皮肤情况。

（4）对疼痛的耐受程度。

三、告知

1 推拿时及推拿后局部可能出现酸痛的感觉，如有不适及时告知护士。

2 推拿前后局部注意保暖，可喝温开水。

四、物品准备

治疗巾、手消毒液，必要时备纱布、介质、屏风（图 2-5）。

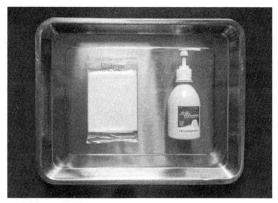

图 2-5 经穴推拿技术物品准备

五、基本操作方法

（1）核对医嘱，评估患者，做好解释。腰腹部推拿时嘱患者排空二便。

（2）备齐用物，携至床旁。

（3）协助患者取合理、舒适体位。

（4）遵医嘱确定腧穴部位，选用适宜的推拿手法及强度。

（5）常见疾病推拿部位和穴位

①头面部：取穴上印堂、太阳、头维、攒竹、上睛明、鱼腰、丝竹空、四白等。

②颈项部：取穴风池、风府、肩井、天柱、大椎等。

③胸腹部：取穴天突、膻中、中脘、下脘、气海、关元、天枢等。

④腰背部：取穴肺腧、肾腧、心腧、膈腧、华佗夹脊、大肠腧、命门、腰阳关等。

⑤肩部及上肢部：取穴肩髃、肩贞、手三里、天宗、曲池、极泉、小海、内关、合谷等。

⑥臀及下肢部：取穴环跳、居髎、风市、委中、昆仑、足三里、阳陵泉、梁丘、血海、膝眼等。

（6）常用的推拿手法

1）点法：用指端或屈曲的指间关节部着力于施术部位，持续地进行点压，称为点法。此法包括有拇指端点法、屈拇指点法和屈示指点法等，临床以拇指端点法常用。

①拇指端点法：手握空拳，拇指伸直并紧靠于示指中节，以拇指端着力于施术部位或穴位上。前臂与拇指主动发力，进行持续点压。亦可采用拇指按法的手法形态，用拇指端进行持续点压。

②屈拇指点法：屈拇指，以拇指指间关节桡侧着力于施术部位或穴位，拇指端抵于示指中节桡侧缘以助力。前臂与拇指

主动施力，进行持续点压。

③屈示指点法：屈示指，其他手指相握，以示指第一指间关节突起部着力于施术部位或穴位上，拇指末节尺侧缘紧压示指指甲部以助力。前臂与示指主动施力，进行持续点压。

2）揉法：以一定力按压在施术部位，带动皮下组织做环形运动的手法。

①拇指揉法：以拇指罗纹面着力按压在施术部位，带动皮下组织做环形运动的手法。以拇指罗纹面置于施术部位上，余四指置于其相对或合适的位置以助力，腕关节微屈或伸直，拇指主动做环形运动，带动皮肤和皮下组织，每分钟操作120~160次。

②示指揉法：以示指罗纹面着力按压在施术部位，带动皮下组织做环形运动的手法。示指指间关节伸直，掌指关节微屈，以示指罗纹面着力于施术部位上，前臂做主动运动，通过腕关节使示指罗纹面在施术部位上做轻柔灵活的小幅度的环形运动，带动皮肤和皮下组织，每分钟操作120~160次。为加强揉动的力量，可以中指罗纹面搭于示指远侧指间关节背侧进行操作，也可用无名指罗纹面搭于中指远侧指尖关节背侧进行操作。

③掌根揉法：以手掌掌面掌根部位着力按压在施术部位，带动皮下组织做环形运动的手法。肘关节微屈，腕关节放松并略背伸，手指自然弯曲，以掌根部附于施术部位上，前臂做主动运动，带动腕掌做小幅度的环形运动，使掌根部在施术部位上环形运动，带动皮肤和皮下组织，每分钟操作120~160次。

3）叩击法：用手特定部位或特制的器械，在治疗部位反复拍打叩击的一类手法，称为叩击类手法。各种叩击法操作时，用力应果断、快速，击打后将术手立即抬起，叩击的时间要短暂。击打时，手腕既要保持一定的姿势，又要放松，以一种有控制的弹性力进行叩击，使手法既有一定的力度，又感觉缓和舒适，切忌用暴力打击，以免造成不必要的损伤。

（7）操作结束，协助患者穿衣，安置舒适卧位。

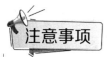

注意事项

（1）严重的肝病、出血性体质、肿瘤或感染患者、女性经期腰腹部慎用，妊娠期腰腹部禁用经穴推拿技术。

（2）操作前应修剪指甲，以防损伤患者皮肤。

（3）操作时用力要适度。

（4）操作过程中，注意保暖，保护患者隐私。

（5）使用叩击法时，有严重心血管疾病禁用，心脏搭桥患者慎用。

（6）推拿时间宜在饭后 1~2 小时进行。每个穴位施术 1~2 分钟，以局部穴位透热为度。

（7）操作过程中询问患者的感受，若有不适，应及时调整手法或停止操作，以防发生意外。

附：经穴推拿技术操作流程图

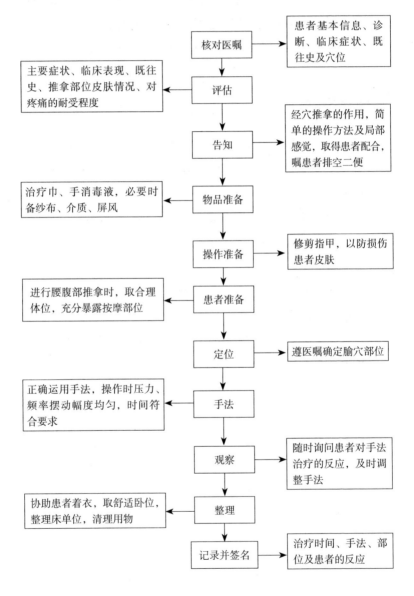

主要症状、临床表现、既往史、推拿部位皮肤情况、对疼痛的耐受程度 ← 评估

核对医嘱 → 患者基本信息、诊断、临床症状、既往史及穴位

告知 → 经穴推拿的作用，简单的操作方法及局部感觉，取得患者配合，嘱患者排空二便

治疗巾、手消毒液，必要时备纱布、介质、屏风 ← 物品准备

操作准备 → 修剪指甲，以防损伤患者皮肤

进行腰腹部推拿时，取合理体位，充分暴露按摩部位 ← 患者准备

定位 → 遵医嘱确定腧穴部位

正确运用手法，操作时压力、频率摆动幅度均匀，时间符合要求 ← 手法

观察 → 随时询问患者对手法治疗的反应，及时调整手法

协助患者着衣，取舒适卧位，整理床单位，清理用物 ← 整理

记录并签名 → 治疗时间、手法、部位及患者的反应

第六节
耳穴贴压技术

耳穴贴压技术是采用王不留行籽、莱菔籽等丸状物贴压于耳廓上的穴位或反应点，通过其疏通经络，调整脏腑气血功能，促进机体的阴阳平衡，达到防治疾病、改善症状的一种操作方法，属于耳针技术范畴。

一、适用范围

在妇科适用于痛经、盆腔炎后遗症、不孕症、月经不调、附件炎、闭经、月经前后诸证、绝经前后诸证、产后便秘等疾病。

二、评估

（1）主要症状、既往史，是否妊娠。

（2）对疼痛的耐受程度。

（3）有无对胶布过敏情况。

（4）耳部皮肤情况。

三、告知

1　在贴压与留置过程中，按压刺激穴位如感到局部：热、麻、胀、痛等感觉为正常现象，即"得气"是治疗作用。

2　每日自行按压3~5次，每次每穴1~2分钟。

3　侧卧位时如感觉不适，可适当调整位置，如疼痛剧烈可去除耳穴贴。

4　贴压期间避免耳廓被水浸湿，以防胶布脱落，若耳穴贴压脱落后，应及时告知护士。

四、物品准备

治疗盘、耳豆板、75% 乙醇、手消毒液、棉签、探棒、止血钳或镊子、弯盘，必要时可备耳穴模型（图 2-6）。

五、基本操作方法

（1）核对医嘱，评估患者，做好解释。

（2）备齐用物，携至床旁。

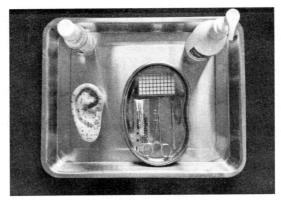

图 2-6 耳穴贴压技术物品准备

（3）协助患者取合理舒适体位。

（4）耳廓按摩

第一步，按摩耳前、耳后 10 次。

第二步，耳轮（从耳垂 1 区沿着耳轮到耳屏）10 次。

第三步，对耳轮（从皮质下沿着对耳轮到三角窝）10 次。

第四步，耳甲（从耳甲腔到耳甲艇）10 次。

第五步，耳背 10 次，以局部微红微热为宜。

（5）选穴，手持探棒，探查耳穴敏感点，确定贴压部位。

（6）耳部消毒，用 75% 乙醇自上而下、由内到外、从前到后消毒耳部皮肤。

（7）耳穴贴压，取用耳豆板上的王不留行籽胶布，贴敷于选好耳穴的部位上，并给予适当按压或按揉，使患者有热、麻、胀、痛感觉，即"得气"。观察患者局部皮肤，询问有无不适感。

（8）常用按压手法

①对压法：用示指和拇指的指腹置于患者耳廓的正面和背面，相对按压，至出现热、麻、胀、痛等感觉，示指和拇指可边压边左右移动，或做圆形移动，一旦到敏感点，则持续对压

20~30 秒。对内脏痉挛性疼痛、躯体疼痛有较好的镇痛作用。

②直压法：用指尖垂直按压耳穴，至患者产生胀痛感，持续按压 20~30 秒，间隔少许，重复按压，每次按压 3~5 分钟。

③点压法：用指尖一压一松地按压耳穴，每次间隔 0.5 秒。本法以患者感到胀而略沉重刺痛为宜，用力不宜过重。一般每次每穴可按压 27 下，具体可视病情而定。

（9）操作完毕，协助患者取舒适体位。

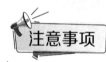
注意事项

（1）耳廓局部有炎症、冻疮或表面皮肤有溃破者、有习惯性流产史的孕妇不宜施行。

（2）耳穴贴压每次选择一侧耳穴，双侧耳穴轮流使用。

（3）夏季易出汗，留置时间 1~3 天，冬季留置 3~7 天。

（4）观察患者耳部皮肤情况，留置期间应防止胶布脱落或污染；对普通胶布过敏者改用脱敏胶布。

（5）患者侧卧位耳部感觉不适时，可适当调整。

（6）严重心脏病和严重贫血者慎用耳穴贴压，禁止强刺激。

（7）耳穴贴压穴位应每日按压 3~5 次，隔 3~7 天更换一次，按压耳穴应有一定的刺激量才能见效，在不损伤皮肤的前提下用力要适度，穴区皮肤损伤者忌用此法。按压后有酸麻、胀、痛、灼热感为效果好，如果贴压后皮肤有痒或疼痛感，立即取下。

附：耳穴贴压技术操作流程图

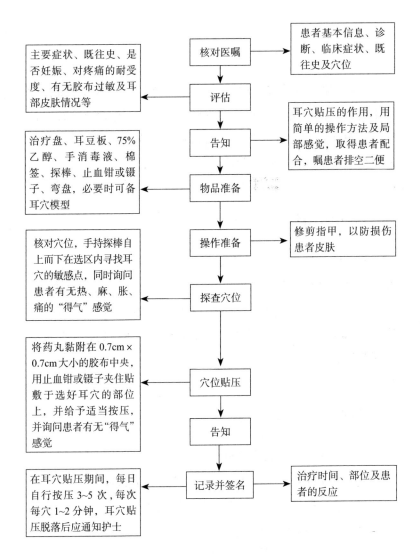

主要症状、既往史、是否妊娠、对疼痛的耐受度、有无胶布过敏及耳部皮肤情况等 ← **评估**

核对医嘱 → 患者基本信息、诊断、临床症状、既往史及穴位

治疗盘、耳豆板、75%乙醇、手消毒液、棉签、探棒、止血钳或镊子、弯盘，必要时可备耳穴模型 ← **物品准备**

告知 → 耳穴贴压的作用，用简单的操作方法及局部感觉，取得患者配合，嘱患者排空二便

核对穴位，手持探棒自上而下在选区内寻找耳穴的敏感点，同时询问患者有无热、麻、胀、痛的"得气"感觉 ← **探查穴位**

操作准备 → 修剪指甲，以防损伤患者皮肤

将药丸黏附在 0.7cm×0.7cm 大小的胶布中央，用止血钳或镊子夹住贴敷于选好耳穴的部位上，并给予适当按压，并询问患者有无"得气"感觉 ← **穴位贴压**

告知

在耳穴贴压期间，每日自行按压 3~5 次，每次每穴 1~2 分钟，耳穴贴压脱落后应通知护士 ← **记录并签名** → 治疗时间、部位及患者的反应

第七节
中药膏摩技术

中药膏摩技术是在中医基础理论的指导下，通过辨证论治将中药膏剂涂于选定的穴位或治疗部位上，再施以推拿按摩治疗，通过药物与手法的共同作用刺激穴位或病痛部位，达到疏通经络、调和气血、活血化瘀的一种治疗方法。

一、适用范围

中药膏摩常与其他推拿技术综合运用于内、外、妇、儿及五官等科，治疗风湿痹痛、中风偏瘫、痛风、骨损肿痛、伤筋、感冒、咳嗽、鼻炎、小儿抽动症、便秘、夜啼、惊风等症。在妇科适用于宫寒不孕、闭经、月经不调、经行腹痛、盆腔炎后遗症等疾病。

二、评估

（1）病室环境、温度适宜。

（2）主要症状、临床表现、既往史、是否妊娠。

（3）治疗部位皮肤情况及有无药物过敏史。

（4）对疼痛及热度的耐受度。

（5）患者的心理状况及配合程度。

三、告知

1 中药膏摩疗法的作用及简单操作方法。

2 膏摩涂于局部皮肤时，皮肤感觉温、热，属于正常现象。

3 点按局部穴位可能会有轻微的酸、胀、麻、痛等不适。

4 操作过程中根据患者的耐受程度会采用不同的力度，如有不适，及时告知护士。

5 膏摩前后局部注意保暖，喝温开水。

四、物品准备

治疗盘、手消毒液、温度适宜的中药、纱布、压舌板、保鲜膜、一次性治疗巾、一次性手套，必要时备屏风等（图2-7）。

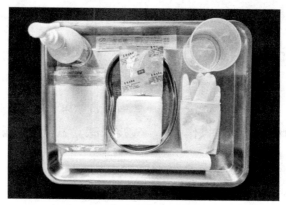

图 2-7　中药膏摩技术物品准备

五、基本操作方法

（1）核对医嘱，评估患者，告知解释，注意保暖。

（2）备齐用物，携至床旁，协助患者取适宜体位，充分暴露患处，必要时用屏风遮挡。

（3）清洁患者局部皮肤。

（4）将加热好温度适宜的中药制剂，用压舌板均匀涂抹在相应部位，薄厚适宜。

（5）对穴位进行按揉，调节经络活性，使药物更好地吸收。

（6）操作步骤（2 个循环）。

1）将中药均匀地涂抹在按摩部位。

2）推经络：拇指在治疗部位顺经或逆经推 10 次，时长共约 1 分钟，力度适中。

3）点按揉穴位

①一个穴位按摩：拇指点按穴位 5 次，顺时针揉 3 次，为 1 个循环，以此做 3 个循环，时长共约 1 分钟，力度适中。

②两个穴位按摩：拇指和示指同时点按穴位 5 次，顺时针揉 3 次，为 1 个循环，以此做 3 个循环，时长共约 1 分钟，力度适中。

4）环摩治疗部位：将手掌掌心向下置于病变中心，环摩治疗部位 50~60 圈，时长共约 1 分钟，力度适中，以皮肤微热为宜。

5）振腹：适用于治疗消化系统疾病，将掌心向下，劳宫穴对准患者神阙穴，中指在任脉的中脘穴，掌根在关元穴，示指、无名指在肾经线（腹部正中线旁开 0.5 寸）上，拇指和小指在胃经线（腹部正中线旁开 2 寸）上，在充分放松的情况下，用前臂肌肉的不自主痉挛带动腕关节，使腕关节做小幅度、高频率的屈伸运动，与患者腹部产生共振（此为本法的最佳状态），操作时可以全掌、掌根、指端变换着力，频率 200~300 次 / 分，时间为 1 分钟。

6）实施补泻手法

①补法：顺经络循行方向的操作方法为补，按顺时针方向旋转的操作方法为补（腹部顺时针方向为泻法）。轻手法，用力相对较小，轻而不浮，为补法；按摩速度缓慢、时间较短者，为补法。适用于虚证、年老体弱、病重的患者。

②泻法：逆经络循行方向的操作方法为泻，按逆时针方向旋转的操作方法为泻（腹部逆时针方向为补法）。重手法，用力相对较大，重而不滞，为泻法；按摩速度较快、时间较长者，为泻法。适用于实证、年轻体壮的患者。

③平补平泻：顺时针和逆时针方向按摩交替进行属于平补平泻；用力适中属于平补平泻。适用于虚实不明显的病证。

7）根据患者情况可将中药敷于穴位上 4~6 小时，使中药慢慢透皮吸收，以增强药物的功效。

8）操作完毕用纱布将中药膏擦掉，清洁患者局部皮肤，协助患者穿衣，取舒适体位。

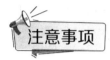

（1）中药过敏者禁止操作；皮肤破溃处、刀口处（1个月内）禁止操作。

（2）注意药物的温度防止烫伤，涂药后观察局部及全身情况，如出现丘疹、瘙痒、水疱或局部肿胀等过敏现象，停止用药，将药物擦洗干净并报告医生，配合处理。

（3）药物加热过程中保持温度，不宜过热或过冷，尤其对老年人、婴幼儿。

（4）经常修剪指甲，保持指甲圆滑，以免损伤皮肤。

（5）按摩力度适宜，特别对老年人，按揉力度要轻，防止骨折。

（6）天气寒冷时，操作者保持双手温暖，避免因寒冷引起患者不适。操作过程中注意保暖，保护患者隐私。

附：中药膏摩技术流程图

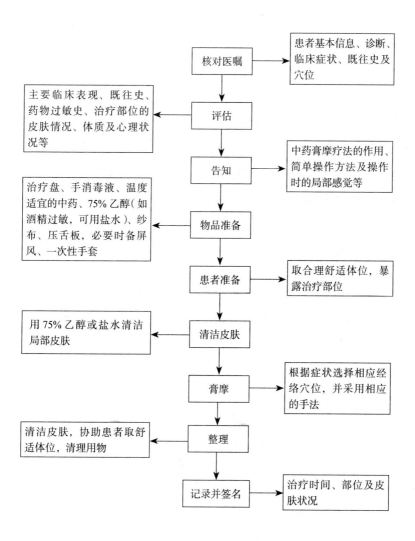

核对医嘱 → 患者基本信息、诊断、临床症状、既往史及穴位

评估 ← 主要临床表现、既往史、药物过敏史、治疗部位的皮肤情况、体质及心理状况等

告知 → 中药膏摩疗法的作用、简单操作方法及操作时的局部感觉等

物品准备 ← 治疗盘、手消毒液、温度适宜的中药、75%乙醇（如酒精过敏，可用盐水）、纱布、压舌板，必要时备屏风、一次性手套

患者准备 → 取合理舒适体位，暴露治疗部位

清洁皮肤 ← 用75%乙醇或盐水清洁局部皮肤

膏摩 → 根据症状选择相应经络穴位，并采用相应的手法

整理 ← 清洁皮肤，协助患者取舒适体位，清理用物

记录并签名 → 治疗时间、部位及皮肤状况

第八节
中药灌肠技术

中药灌肠技术是将中药药液从肛门灌入直肠或结肠，使药液保留在肠道内，通过肠黏膜的吸收达到清热解毒、软坚散结、泄浊排毒、活血化瘀等作用的一种操作方法。通过局部和全身作用达到治疗目的。

一、适用范围

适用于慢性肾衰、慢性疾病所致的腹痛、腹泻、便秘、发热、带下等症状。在妇科适用于盆腔炎后遗症、慢性盆腔痛、不孕症等疾病。

二、评估

（1）病室环境、温度适宜。

（2）主要症状、既往史、排便情况、有无大便失禁、是否妊娠。

（3）肛周皮肤情况。

（4）有无药物过敏史。

（5）心理状况、合作程度。

三、告知

1　操作前排空二便，讲解灌肠的方法及注意事项。

2　灌肠时局部感觉：胀、满、轻微疼痛属正常现象。

3　灌肠液保留 1 小时以上为宜，保留时间长，利于药物吸收。

4　灌肠后减少下床活动，如有便意时可深呼吸，以降低腹压，如不能忍受，协助排便。

四、物品准备

治疗盘、弯盘、手消毒液、煎煮好的药液、一次性灌肠袋、水温计、纱布、一次性手套、垫枕、一次性中单、石蜡油、棉签等，必要时备便盆、屏风（图 2-8）。

五、基本操作方法

（1）核对医嘱，评估患者，做好解释，调节室温。嘱患者排空二便。

（2）备齐用物，携至床旁。

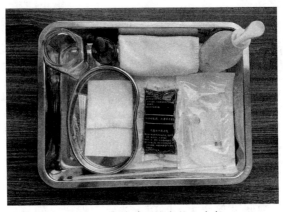

图 2-8　中药灌肠技术物品准备

（3）关闭门窗，用隔帘或屏风遮挡。

（4）协助患者取左侧卧位，充分暴露肛门，垫中单于臀下，置垫枕以抬高臀部 10cm，放置弯盘。

（5）测量药液温度（39~41℃），戴手套，石蜡油润滑肛管前端，液面距离肛门不超过 50cm，排液。插管时：嘱患者张口呼吸，将肛管轻轻插入直肠 10~15cm。缓慢滴入药液，滴注时间 15~20 分钟。滴入过程中随时观察询问患者耐受情况，如有不适或便意，及时调节滴入速度，必要时终止滴入。中药灌肠药量不宜超过 200ml。

（6）药液滴完，夹紧并拔除肛管，协助患者擦干肛周皮肤，用纱布轻揉肛门处，协助取舒适卧位，抬高臀部。

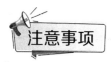

注意事项

（1）肛门、直肠、结肠术后，严重腹泻，大便失禁，肛门疾病，孕妇，急腹症，女性月经期，围生期和下消化道出血的患者禁用。

（2）慢性痢疾，病变多在直肠和乙状结肠，宜采取左侧卧位，插入深度以15~20cm为宜；溃疡性结肠炎病变多在乙状结肠或降结肠，插入深度以18~25cm为宜；阿米巴痢疾病变多在回盲部，应取右侧卧位。

（3）当患者出现脉搏细速、面色苍白、出冷汗、剧烈腹痛、心慌等，应立即停止灌肠并报告医生。

（4）灌肠液温度应在床旁使用水温计测量。

（5）当患者肛门括约肌收缩等原因致肛管难以插入时，可让患者放松或用指腹按摩肛周，待患者放松后将肛管缓缓插入。

附：中药灌肠技术操作流程图

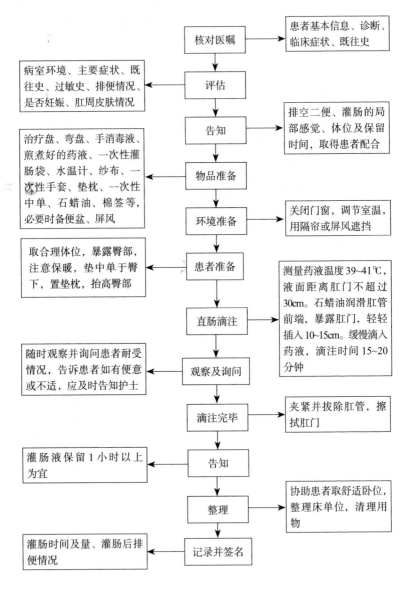

核对医嘱 → 患者基本信息、诊断、临床症状、既往史

病室环境、主要症状、既往史、过敏史、排便情况、是否妊娠、肛周皮肤情况 ← 评估

告知 → 排空二便、灌肠的局部感觉、体位及保留时间，取得患者配合

治疗盘、弯盘、手消毒液、煎煮好的药液、一次性灌肠袋、水温计、纱布、一次性手套、垫枕、一次性中单、石蜡油、棉签等，必要时备便盆、屏风 ← 物品准备

环境准备 → 关闭门窗，调节室温，用隔帘或屏风遮挡

取合理体位，暴露臀部，注意保暖，垫中单于臀下，置垫枕，抬高臀部 ← 患者准备

直肠滴注 → 测量药液温度39~41℃，液面距离肛门不超过30cm。石蜡油润滑肛管前端，暴露肛门，轻轻插入10~15cm。缓慢滴入药液，滴注时间15~20分钟

随时观察并询问患者耐受情况，告诉患者如有便意或不适，应及时告知护士 ← 观察及询问

滴注完毕 → 夹紧并拔除肛管，擦拭肛门

灌肠液保留1小时以上为宜 ← 告知

整理 → 协助患者取舒适卧位，整理床单位，清理用物

灌肠时间及量、灌肠后排便情况 ← 记录并签名

第三章
中医护理实践
案例

一、中药热奄包治疗寒湿瘀滞型盆腔炎后遗症腹部冷痛的护理

盆腔炎后遗症（SPID）是盆腔炎的遗留病变，既往称之为慢性盆腔炎。其主要临床表现包括盆腔炎反复发作、慢性盆腔痛、不孕或异位妊娠等，严重影响育龄期妇女生殖健康、身心健康以及生存质量。西医治疗主要以抗感染为主，而中医认为盆腔炎后遗症病程较长，且病因复杂，往往虚实错杂，瘀、虚、热、湿、寒等多种病机混杂，因此需要根据患者的证候采取因人制宜的治疗方式。本病例为寒湿瘀滞型患者，病因病机为感受寒湿邪气，客于冲任、胞宫之中，与血结合，血被寒湿所凝，血行不畅，阻滞冲任、胞脉，因而出现腹部冷痛。中药热奄包是在中医基础理论指导下对患者进行施治的一种外治法，具有温经通络、活血化瘀、驱寒除湿的作用。在本例寒湿瘀滞型盆腔炎后遗症腹部冷痛中应用热奄包治疗具有较好的临床应用。

1. 病例资料

患者，女，43岁，于5月15日就诊。主诉：间断下腹部冷痛1年余，加重1天。患者平素月经规律，7~8/26~27天，量少，色暗红，有血块，痛经，需口服止痛药治疗。末次月经4月18日。近半年无明显诱因患者出现下腹部冷痛，劳累后、性交及经期前后加重，未予特殊治疗，1天前下腹部冷痛加重，畏寒，四肢不温，带下量多，色白质稀，自服止痛药稍见缓解。妇科检查：子宫及双附件区压痛明显，无反跳痛。刻下症见：下腹部冷痛明显，畏寒，四肢不温，无恶心呕吐，无心悸头晕，

无阴道出血，带下量多，色白质稀，纳可，眠差，小便可，大便溏。患者舌淡暗，苔白腻，脉沉迟。辅助检查：经阴道妇科B超提示：子宫后位（6.5cm×4.9cm×3.6cm），内膜厚0.8cm，少量盆腔积液。血常规＋CRP、尿常规、快速肝肾功、胸片均未见明显异常，核酸阴性。中医诊断：妇人腹痛（寒湿瘀滞）。西医诊断：SPID。患者入院后予以中医治疗和常规护理，经过1个疗程的治疗护理，患者的疼痛明显好转。

2. 护理

2.1 护理评估

2.1.1 寒湿瘀滞型盆腔炎后遗症中医证候诊断标准

主症：小腹冷痛坠胀不适，腰骶冷痛，带下量多，质稀色白。

次症：①月经量少或月经错后；②经色暗或夹血块；③经行前腹痛加重；④神疲乏力；⑤形寒肢冷；⑥小便清长，大便稀溏。

舌脉：舌质淡暗，苔白腻，脉沉迟或沉涩。

上述描述的症状主症必须同时具备，次症必备其中两项及以上，结合患者舌脉，即可诊断。根据患者症状、体征、病史综合判断，可知患者属于寒湿瘀滞型。

2.1.2 疼痛症状评估：根据疼痛数字评定量表（NRS），以无痛的0依次增强到最剧烈疼痛的10共11个点来描述疼痛强度，其中0属于无痛，1~3分属于轻度疼痛，4~6分属于中度疼痛，7~9分属于重度疼痛，10分属于剧痛。由患者来选取相应数字表示其疼痛程度。本病例患者下腹部冷痛，畏寒，自服止痛药稍见缓解，疼痛为7分，属重度疼痛。

2.1.3 中医证候疗效评定：参照中医证候疗效评定标准中形寒肢冷评定标准，其中 0 分：无；1 分：偶尔畏寒；2 分：时有畏寒；3 分：经常畏寒。本病例患者下腹部冷痛，畏寒，四肢不温，形寒肢冷评分为 3 分。

2.2 护理措施

2.2.1 中药热奄包疗法：是将加热好的中药药包置于身体的患处或身体某一特定位置（如穴位上），通过热奄包的热蒸气使局部毛细血管扩张，血液循环加速，利用其温热达到温经通络、活血化瘀、驱寒除湿的一种外治方法。分别由艾叶、延胡索、白术、吴茱萸、粗盐组成。

（1）操作方法：将加热至 50~70℃的中药热奄包用干毛巾包裹敷于腹部，并为患者保暖，治疗时间为 20~30 分钟，一日一次（避开经期），七天为一疗程，共四个疗程。

（2）注意事项：①药熨袋温度不宜超过 70℃。②治疗后应注意避风保暖，并嘱患者勿剧烈活动，不可过度疲劳。半小时内不要接触冰水或洗澡。③饮食宜清淡，热敷后要多喝温开水，不可喝冷水或冰水，有助于排出体内毒素。

2.2.2 常规护理

（1）饮食护理：本例患者为寒湿瘀滞型盆腔炎后遗症，可嘱患者多食用温热之品，如荔枝、桂圆、羊肉等，忌食寒冷生凉之品，如西瓜、梨、海鲜等。

（2）生活护理：提供良好的环境，保证患者得到充分休息，取半卧位以利于积液聚于子宫直肠凹陷而使炎症局限，并注意保暖，叮嘱患者睡前温水泡足以保证睡眠质量及减轻腹部冷痛、畏寒等症状。保持会阴部位清洁、干燥、勤换内裤，晚上用清水洗外阴，专盆，切勿用手清洗阴道内，也不能用热水、肥皂等。可适当锻炼身体，劳逸结合，增强机体抵抗力。

（3）心理护理：与患者沟通中评估其心态，耐心倾听患者主诉并解答疑问，对患者进行针对性心理护理，指导患者正确认识疾病，向患者解释女性盆腔特点，调动患者配合治疗的积极性，并向其介绍成功案例以缓解负面情绪。建议患者根据自身喜好选择音乐疗法、放松疗法等转移注意力，以缓解患者的疼痛。

3. 护理效果评估

治疗前患者疼痛数字评分法（NRS）评分为7分，经过四个疗程后，NRS评分降为1分。治疗前患者形寒肢冷评分为3分，属于经常畏寒；经过四个疗程后，形寒肢冷评分降为1分，属于偶尔畏寒。在第四疗程期间，患者月经来临，月经量较以往偏多，色暗红，有少量血块，轻微腹痛，NRS评分为1分。

评估项目	治疗前	第一疗程	第二疗程	第三疗程	第四疗程
NRS	7	3	2	2	1
形寒肢冷	3	2	2	1	1

4. 讨论

西医认为盆腔炎后遗症多由妇科急性炎症治疗不及时、不彻底所致，其机制为盆腔组织充血水肿、反复炎性刺激形成粘连、瘢痕，少数可形成炎性包块。西医学常以抗生素治疗本病，但长期使用易产生耐药性，导致病情反复。而中医认为，盆腔炎后遗症属于"带下病、妇人腹痛"范畴，因风寒湿热之邪，蕴结胞宫，反复进退，损伤气血，缠绵难愈，寒湿内结，故中医治疗以驱除寒湿，化瘀止痛为主。特别是一些病程长者常表现为寒湿瘀滞证，通过温经祛湿、理气化瘀，标本同治。

在热奄包方中，吴茱萸散寒止痛，降逆止呕，用于脘腹胀痛；白术燥湿健脾，固表止汗，用于脾虚食少，腹胀泄泻；艾叶温经止血，散寒止痛，用于少腹冷痛，经寒不调；延胡索活血，行气，止痛，用于气血瘀滞诸痛证。而人体腹部聚集脏腑经气，中药热奄包依据经络分布原理，将药包置于盆腔炎患者下腹部，通过药物发散刺激经络，可以达到温经通络、散寒消瘀的作用以达到促进气血流通、炎症的吸收和消退、松解盆腔粘连、缓解疼痛的效果。腹部的神阙穴具有特殊结构，可使脐部组织温度上升，促使药物更有效地经脐部吸收，可达到行气活血、化瘀止痛的效果，改善慢性盆腔炎患者的症状和体征，提升患者免疫力以抵抗细菌感染，防止疾病复发，减轻腹部冷痛效果明显，治疗优势显著。

在此病例中热奄包中医疗法具有安全性及便利性且疗效显著，具有治疗优势，能够明显缓解患者腹部冷痛，有利于患者整体病情恢复，值得推广使用。

二、拔罐疗法治疗盆腔炎后遗症腰骶疼痛的护理

盆腔炎是指女性上生殖道及其周围组织的一组感染性疾病，主要包括子宫内膜炎、输卵管炎、输卵管卵巢脓肿、盆腔腹膜炎等，炎症可局限于一个部位，也可同时累及几个部位，最常见的是输卵管炎。若盆腔炎未得到及时、彻底治疗，可导致不

孕、输卵管妊娠、慢性盆腔痛、炎症反复发作等一系列后遗症，即盆腔炎后遗症（SPID）。该病属于中医"腹痛""不孕症""带下证"范畴，为妇科最常见的疾病之一，其主要的临床表现为下腹或腰骶坠胀疼痛、白带异常、月经不调、性交痛等。近年来，中医在治疗 SPID 方面取得较大进展，其中拔罐技术治疗 SPID 所致的腰骶疼痛的效果比较明显。该技术能促进盆腔局部血液循环，改善组织营养状态，提高新陈代谢，以利炎症吸收消退，缩短疗程，临床应用效果显著。本病例运用了拔罐技术中的走罐法及留罐法。

1. 病例资料

患者，女，30 岁，2 年前因劳累、进食生冷后小腹部胀痛，腰骶部疼痛，妇科超声提示盆腔积液，给予口服消炎药治疗后疼痛缓解。后常于经期后、受寒后复发，腹胀明显，带下色略呈豆腐渣样，未予系统治疗。现患者主诉小腹部及腰骶部疼痛加剧。入院时：小腹隐痛，腰骶部酸胀痛，乏力，畏寒，口干口黏，眠差，二便调，舌淡暗，苔白腻，脉细滑。妇科超声检查：子宫内膜厚 1.6cm，回声不均匀；盆腔积液：范围 3.5cm×1.4cm。中医诊断：妇人腹痛（寒湿凝滞型）；西医诊断：盆腔炎后遗症、子宫内膜增厚不均、盆腔积液。

2. 护理

2.1 护理评估

2.1.1　盆腔炎疼痛症状评估：视觉模拟量表（visual analogue scale，VAS）评分：分别于治疗前后对患者腰骶部疼痛程度进行评定，0 分代表无疼痛，10 分代表疼痛最剧烈。

2.1.2　局部体征评分：包括子宫活动度；宫颈举痛；子宫压痛；左侧附件区有无增厚；左附件区压痛；右侧附件区有无增厚；右附件区压痛；子宫骶骨韧带增粗、触痛八个部分，评分越高代表慢性盆腔痛越严重，腰骶部疼痛越严重。

2.1.3　Oswestry 功能障碍指数（Oswestry disability index, ODI）：采用 ODI 评价功能障碍程度。ODI 采用问卷调查方式对疼痛强度、生活自理、提物、步行、坐位、站立、干扰睡眠、性生活、社会生活、旅游共 10 个方面进行评价，每项有 6 个备选答案，分值 0~5 分，0 分表示无任何功能障碍，5 分表示功能障碍最明显。得分越高表明功能障碍越严重。

2.2　护理措施

2.2.1　拔罐法：选穴：肝腧、肾腧、腰阳关、关元腧、八髎穴。

（1）操作方法：取合理体位，暴露拔罐部位，拔罐时先在所吸拔部位的皮肤或罐口上，涂一层凡士林、刮痧油、橄榄油等润滑剂，再将罐吸拔于皮肤，然后操作者手握罐体使罐口在皮肤表面进行上下左右的往返推动，反复操作，直至所拔部位的皮肤红润、充血甚至瘀血时再让罐离开吸拔部位；然后进行留罐，一般留置 5~15 分钟，随后将罐取下。治疗时间为 15~20 分钟，三日一次，5 次为一疗程。

（2）拔罐手法：补法。在拔罐操作中，将罐体吸拔于腧穴之后，手持罐体，垂直按压罐体，使罐力由外部向下向深部渗透，导气内入，调气补虚为补法。走罐具有温热和机械刺激的双重作用，可以改善血液和淋巴循环，增强组织器官的功能。

（3）注意事项：①凝血机制障碍、呼吸衰竭、重度心脏病、严重消瘦、月经期、孕妇的腹部、腰骶部及严重水肿等不宜拔罐。②检查罐口周围是否光滑，罐体有无裂痕。③选用口径较大、罐壁较厚且光滑的玻璃罐。④拔罐和留罐中要注意观察患者的反应，患者如有不适感，应立即起罐；有晕罐情况发生时，可让患者平卧，保暖并饮热水或糖水，还可揉内关、合谷、太阳、足三里等穴。

2.2.2　常规护理

（1）生活护理

①应该注意防寒保暖。

②要保持平卧硬板床，腰部过伸位进行制动、休息。

③戒烟限酒、规律作息。

（2）饮食护理：本病以补益气血、温阳化寒为主。针对腰腹痛、畏寒怕冷等肾阳虚的患者，多食用韭菜、狗肉、羊肉、猪肾、牛鞭、鹿血等温肾助阳之品；制定健康的饮食计划，推荐富含营养、易于消化、高蛋白的食物，治疗期间少吃辛辣、油腻、刺激的食物。

（3）心理指导：中医认为情志对人体有一定的影响，有七情致病理论，认为"怒伤肝，喜伤心，思伤脾，悲伤肺，恐伤肾，怒则气上，喜则气缓，悲则气消，恐则气下，惊则气乱"。临床护士要关心、体贴患者，多与患者沟通，了解其心理状态，避免七情过度，向患者介绍有关疾病知识及治疗成功经验，增强患者信心，鼓励患者积极面对疾病。

（4）功能锻炼：向患者解释功能锻炼的意义及注意事项。急性期应绝对卧床休息，待症状缓解后开始加强背肌及腹肌功能锻炼。主要锻炼方法为：①拱桥式。患者仰卧于床，双上臂自然放于体侧。双膝尽量屈曲，让臀部高高抬起悬空，保持5~10秒，然后轻轻放下休息5~10秒。②飞燕式，患者俯卧于床上。双臂自然放于体侧，依次做以下动作：双臂伸直后伸头后伸—胸背后伸，离开床面。在此基础上双下肢伸直并拢向后上方抬高，使头、上肢、下肢及躯干的动作协调起来，只让腹部着床。保持 10~30 秒，然后上、下肢及头、躯干回落俯卧床面，休息 1~10 秒。以上两种锻炼方法每天 2 次，每次锻炼的具体动作由 10 次逐渐递增至 30 次，坚持 1~3 个月。

该锻炼能使腰腹肌肉力量加强，可在很大程度上代偿脊柱功能，有助于减轻腰椎负荷，调节脊柱不稳，并预防复发。在缓解期注意坚持。

3. 护理效果评估

3.1 该患者治疗前腰骶部疼痛症状评估为 6 分，根据患者自身情况进行评估，治疗四周后，腰骶部疼痛症状由原来的 6 分到 0 分，效果显著。

3.2 该患者治疗前局部体征评估为 7 分，根据患者自身情况进行评估，治疗四周后，局部体征评分由原来的 7 分到 1 分，效果显著。

3.3 该患者治疗前生活质量量表评估为 80 分，根据患者自身情况进行评估，治疗四周后，生活质量评估由原来的 80 分到 100 分，效果显著。

评估项目	治疗前	第一周	第二周	第三周	第四周
腰骶部疼痛	6分	4分	4分	2分	0分
局部体征	7分	6分	6分	5分	1分
ODI	80分	80分	85分	90分	100分

4. 讨论

本病例拔罐治疗的选取穴位在膀胱经上，从中医角度讲，膀胱经走罐可形成一种良性刺激，调整人体的脏腑功能，调节交感神经和副交感神经的平衡使各脏腑气血平衡，改善肝、心、脾、肾等脏腑功能，提高机体抵抗力。人身诸痛如头痛、腰痛、胁痛、胃痛、腹痛等均与肝失疏泄有关，肝腧具有疏肝理气，行气止痛的作用，肝气一舒则诸症自愈。《杂病源流犀烛·腰脐病源流》言"腰痛，精气虚而邪客病也……肾虚，其本也。风寒湿热痰饮、气滞血瘀闪挫，其标也"，肾腧能调补肾气、壮骨强筋、通利腰脊。腰阳关为督脉大穴，位处腰部运动枢机，病灶多位于其下。能强肾固本，温督壮阳，通经脉利腰膝。关元腧可治疗腰背部疼痛，具有疏通局部经络、通经止痛的作用。八髎穴则位于人体腰骶骨的空隙处，是左右上髎、次髎、中髎和下髎八穴的总称。在《素问·骨空论篇》中指出："腰痛不可以转摇，急引阴卵，刺八髎与痛上"。从这一论述中可以发现，该穴具有活血化瘀、疏通经络、散寒除湿的作用。对妇科月经不调、不孕、痛经、盆腔感染有一定的改善和治疗作用。

走罐疗法中对于补泻的应用，主要是通过控制走罐的时间、速度，吸罐深度以及手法组合对机体造成不同程度的刺激，以此来达到补虚泻实的治疗效果。根据《灵枢·营卫生会》："营行脉中，卫行脉外"，以及《难经·七十六难》："当补之时，从卫取气，当泻之时，从荣置气"的理论，确定了营卫深浅补泻的方法，补则予之，故从卫取气以深纳之入内，泻则夺之，故从荣弃气以散之外出。这也就是说，手法力道的深浅，对于补泻的效用起着至关重要的作用。补法，吸附力轻，动作缓和，润滑剂相对较多，走罐时间长，速度慢，罐口经过处以皮肤红润，不出瘀斑为佳。操作应注意，可先将罐体烧至微温，加强温补之功。

综上所述，通过拔罐疗法治疗 SPID 可在膀胱经上选穴，能够明显缓解盆腔炎后遗症带来的腰骶疼痛等症状，且具有治疗优势，操作简单，患者接受度高，有利于满足患者的多元化需求，值得推广使用。

三、穴位贴敷治疗湿热瘀结型盆腔炎后遗症所致带下异常的护理

穴位贴敷属于传统中医外治法，是通过临床辨证选型用药，利用皮肤渗透力使药物直达病所，达到内病外治，由表透里，发汗而不伤营卫的作用。本文总结一例穴位贴敷治疗慢性盆腔炎所致带下异常的护理经验。

1. 病例资料

患者，女，31 岁，3 月 14 日就诊。患者主诉：间断下腹痛伴带下量多一年，加重一周。患者平素月经规律（5/30 天），量中等，色暗红，有血块，痛经，需口服止痛药。末次月经 3 月 2 日，平素带下量多、色黄、质稠、有异味。近一年无明显诱因患者出现间断性下腹痛伴带下量多，未予特殊治疗，情绪焦虑。妇科检查：子宫及双附件区压痛明显，无反跳痛。刻下症见：下腹刺痛、跳痛，无发热、寒战，无阴道出血，纳差，眠差，二便调。舌淡暗，苔黄腻，有齿痕，脉滑。辅助检查：经

阴道妇科 B 超示：①子宫内膜回声不均。②双侧附件区低回声，考虑输卵管炎性改变可能。③盆腔少量积液。中医诊断：妇人腹痛；辨证分型：湿热瘀结；西医诊断：盆腔炎后遗症。

2. 护理

2.1 护理评估

2.1.1 参照《中医症候分级量化评分标准》

①带下量

量正常：（0分）；

轻度：阴部潮湿不舒（1分）；

中度：内裤有污迹不需垫护垫（2分）；

重度：内裤污染明显需垫护垫（3分）。

②白带色

色清：（0分）；

轻度：色微白或淡黄（1分）；

中度：色白或黄（2分）；

重度：色灰白或黄绿如脓（3分）。

③白带质

清稀：（0分）；

轻度：质稀薄（1分）；

中度：质稍稠（2分）；

重度：质稠厚（3分）。

④白带味

无味：（0分）；

轻度：有异味（1分）；

中度：腥臭（2分）；

重度：臭秽（3分）。

2.1.2 心理状态评估：采用焦虑（SAS）评估，分值0~100分，SAS临界分为50分，50~59分为轻度焦虑，60~69分为中度焦虑，69分以上为重度焦虑。

2.2 穴位贴敷治疗

护理人员要将操作目的及相关注意事项解释给患者，对患者贴敷部位皮肤的完好性进行观察，询问患者有无中药、胶布、皮肤等过敏史，是否妊娠。帮助患者取合适体位，将皮肤充分暴露出来，用温水对贴敷部位皮肤进行清洁，对患者隐私部位进行保护，做好保暖工作。药膏由黄酒调和大血藤、北败酱草、薏苡仁、延胡索、丹参、赤芍、苍术等颗粒方剂制成，将其贴敷于中脘、气海、关元、双水道。每日一次，每次4~6小时。贴敷期间禁食生冷、煎炸油腻、辛辣食物及发物。贴敷局部皮肤会出现灼热、红润，表明药物已渗透入经穴，气达病所。残留在皮肤的膏药，可用温水或植物油轻轻擦拭，勿用肥皂等有刺激性物品擦洗。若因贴敷时间过长出现水疱或皮损，应避免抓挠，保护好创面，避免感染。1个月为1个疗程，共治疗3个疗程，经期停用。

3. 护理效果评估

经过三个疗程，患者带下量评分由3分降为0分；白带色评分由2分降为0分；白带质评分由3分降为0分；白带味评分由1分降为0分。SAS评分由60分降为10分。

评估项目	治疗前	治疗第 1 个月	治疗第 2 个月	治疗第 3 个月
带下量	3	3	2	0
白带色	2	2	1	0
白带质	3	3	1	0
白带味	1	1	1	0
SAS（分）	60	50	20	10

4. 讨论

中药穴位贴敷是中国传统医学的外治法，此法操作简单、无痛苦，不良反应少，作用迅速，疗效可靠，患者易于接受。是以中草药制剂贴敷于一定的穴位上，利用药物渗透和对穴位的刺激共同发挥整体叠加治疗作用。此次药方具有清利湿热、活血祛瘀、散寒止痛之功效。在穴位的选择上中脘、气海、关元都属奇经八脉之任脉。任脉最早记载于《黄帝内经》，为人体经脉之一，有"阴脉之海"之称。任脉起于胞宫，止于下颌，共有 24 腧穴。此经主要有调节阴经气血，调节月经的作用，主要治疗经脉循行部位的相关病证，有治疗腹痛、带下、月经不调等作用。水道，即水液通行的道路。本穴为胃经水液通行的道路，属足阳明胃经，主治小腹胀满、小便不利、痛经、不孕等妇科疾病。药物应用加之穴位选择，协同作用，可发挥利湿健脾、活血祛瘀、散寒止痛作用，在盆腔炎后遗症所致的带下异常治疗中效果显著，并不会给患者带来明显的不良反应，操作方便，具有较高的应用价值。

综上所述，穴位贴敷治疗盆腔炎后遗症所致带下异常相对安全、有效，且愈后复发率相对较低，可以改善患者症状缓解焦虑，值得临床推广应用。

四、艾灸在盆腔炎后遗症经行腹痛患者的护理

中医外治在经行腹痛治疗中具有独特优势，中医特色技术艾灸疗法，可有效避免各类药物的不良反应，治疗盆腔炎后遗症经行腹痛效果显著，副作用少，且操作简单。

1. 病例资料

患者，女，35岁，8月24日就诊。患者主诉：平素经行腹痛剧烈，口服止痛药后才能缓解，经行不畅，量多有块，情志烦躁，纳眠可，二便调。既往史：两年前5月份患急性盆腔炎，未系统治疗。患者14岁月经初潮，6~7/28~32天，平素月经规律，经量多，色黯红，有血块，末次月经7月27日。体检：面色苍白，全身冷汗，畏寒肢冷，腹痛难忍，疼痛评分4分。患者舌质暗红、有瘀斑，苔薄白，脉沉弦。妇科B超提示：盆腔积液深度为2.3cm，子宫内膜厚约1.5cm。中医诊断：妇人腹痛；辨证分型：气滞血瘀型；西医诊断：盆腔炎后遗症。遵医嘱给予艾灸治疗。

2. 护理

2.1 护理评估

2.1.1 疼痛评估：干预前及干预后评估，运用NRS数字评分量表，其方法是用0~10分代表不同程度的疼痛，0分为无痛，10分为剧痛，询问患者疼痛有多严重，或让患者自己圈出一个

最能代表自身疼痛程度的数字。疼痛程度分级标准为 0 分为无痛；1~3 分为轻度疼痛，睡眠不受影响；4~6 分为中度疼痛，睡眠受影响；7~10 分为重度疼痛，严重影响睡眠。

2.1.2　月经性质评估：干预前及干预后评估，0 分为正常；1 分为轻度：经期稍有延长，或月经量稍有增多；2 分为中度：经期延长或月经量有增多；3 分为重度：月经不调。

2.1.3　满意度评估：干预前及干预后评估，自制调查问卷，对患者进行护理满意度调查。总分 100 分，80 分以上满意，60~80 分比较满意，60 分以下不满意。

2.2　艾灸治疗

前面提到患者平素月经规律，那么经行腹痛也有一定的规律，所以我们在每次月经前 3 天小腹胀痛加重前，提前给予艾灸治疗进行干预，起到未病先防的作用。艾灸是灸法中的一种，以艾绒或艾叶为主要原料，即通过其燃烧产生的热力及艾条的药力联合作用于指定的腧穴或者部位，是通过燃烧艾条对各穴位产生刺激而起到温通经络、活血散瘀、行气活血作用的目的。选穴：神阙穴、关元穴、子宫（双）穴、三阴交穴。连续治疗 3 个疗程，以巩固疗效，在患者月经当日进行电话随访。

手法：①温和灸：将点燃的艾条对准施灸部位，距离皮肤 2~3cm，使患者局部有温热感为宜，每处灸 10~15 分钟，至皮肤出现红晕为度。②雀啄灸：将点燃的艾条对准施灸部位 2~3cm，一上一下进行施灸，使灸火下行，引导气行，每处灸 10~15 分钟，至皮肤出现红晕为度。③回悬灸：将点燃的艾条悬于施灸部位上方约 2cm 处，反复旋转移动范围约 3cm，每处灸 10~15 分钟，至皮肤出现红晕为度。治疗前评估患者有无出血病史、哮喘病史或艾绒过敏史；对热、气味的耐受程度；施灸处皮肤情况。施灸过程中注意保暖；施灸部位，宜先上后下；随时询问患者有无灼痛感，调整距离，防止烫伤；及时将艾灰弹入弯盘，防止灼伤皮肤；施灸完毕，立即将艾条插入广口瓶，熄灭艾火；施灸后局部皮肤出现微红灼热，属于正常现象，如灸后出现小水疱时，无需处理，可自行吸收，如水疱较大时，可用无菌注射器抽去疱内液体，覆盖消毒纱布，保持干燥，防止感染。

3. 护理效果评估

干预前，腹痛评估为 4 分，属于中度疼痛；月经性质评估为 3 分，属于重度；满意度评估为 70 分，属于比较满意。根据患者自身情况进行评估，干预 3 个疗程后，腹痛评估为 0 分；月经性质评估为 0 分；满意度评估为 100 分，属于满意，效果显著。

评估项目	VAS 评分	月经性质	满意度评估
第 1 次治疗前	4	3	70
9 月 24 日（月经首日）	2	2	75
第 2 次治疗前	2	2	80
10 月 24 日（月经首日）	1	1	85
第 3 次治疗前	1	1	90
11 月 24 日（月经首日）	0	0	100

4. 讨论

《素问·调经论》记载："气血者，喜温而恶寒，温则消易去之"，提出气血通调，应以温为先。《医宗金鉴》云："凡灸诸病，火足气到，始能求愈"。艾叶性温，可温经散寒止痛，具有增强免疫力的作用。神阙穴有元神门户之意，是任脉的要穴，下焦的枢纽，平督脉的命门穴，有达到培补后天、固本扶阳、调整阴阳平衡、使气血和畅的作用。关元穴有调理冲任，化瘀止痛的作用；子宫穴乃经外奇穴，有调经理气之功效，是治疗女性生殖系统疾病的经验穴，专治胞宫诸疾；三阴交穴为三阴经交会穴，健脾利湿、行血祛瘀，可调理三阴之气，进而调节冲任二脉，为妇科要穴。通过艾灸温和热力，刺激肌肤腧穴，通经活络。

综上所述，在气滞血瘀型盆腔炎后遗症经行腹痛患者的治疗中，实施艾灸中医护理干预，能温经散寒、疏通经络，有效缓解患者经行腹痛症状，缓解患者疼痛感，改善患者的月经性质，提高患者满意度，取得了良好的疗效，值得在临床中进一步推广应用。但在今后的工作中，将运用循证护理，开展大样本、多中心的临床试验研究，作为临床推广。

五、中药膏摩治疗盆腔炎后遗症所致不孕症的护理

不孕症是指正常性生活 1 年以上，未避孕而不受孕者；或曾孕育过，未避孕 1 年以上未再受孕者。有研究表明不孕症与盆腔炎后遗症存在相关性，是我国女性不孕的主要原因之一。盆腔炎后遗症可使患者输卵管黏膜受到炎症刺激，导致输卵管

发生堵塞、扭曲及变形，对输卵管拾卵、蠕动及运卵功能产生影响，而导致患者不孕。中药膏摩通过手法按摩促进药物有效成分渗透，达到温通经络、调理气血、改善脏腑功能，具有无创伤，副作用小，患者依从性强等优势。

1. 病例资料

患者，女，29 岁，3 年前 6 月份行无痛清宫术，术后 3 月患者突发下腹坠痛，以"急性盆腔炎"入院治疗，2 周后患者症状缓解出院。此后每遇劳累、情志不畅或寒冷刺激时偶有下腹坠痛。8 月患者因"未避孕 2 年未孕"收入我科，行子宫输卵管造影检查，示：双侧输卵管通而不畅。建议患者行中药膏摩治疗，患者同意。患者平素月经规律 5/30 天，量中、色红、有血块，末次月经为 8 月 10 日，行经如常。白带量多。纳眠可，二便调，舌质红，苔黄腻，脉弦滑。妇科检查：宫颈举痛（＋），右附件区轻压痛（＋）。患者自述近三月外院行 B 超检查均提示盆腔积液，范围约 4cm。入院后行阴道彩超，提示子宫及双附件未见明显异常，盆腔积液(4.2cm × 3.1cm)。中医诊断：断续；辨证分型：湿热瘀结；西医诊断：继发性不孕症。遵医嘱给予患者中药膏摩治疗。

2. 护理

2.1 护理评估

2.1.1 疼痛评估：患者被诊断为慢性盆腔炎，劳累或情志不畅时有下腹部疼痛。采用视觉模拟评分法（VAS），将疼痛的程度用 0 至 10 共 11 个数字表示，0 表示无痛，10 表示难以忍受的剧痛。由患者自身感觉自行标记代表疼痛的数字，本报告中患者初次治疗时疼痛评分为 3 分，轻度疼痛。疼痛评分降低即为治疗有效，无明显变化甚至加重为治疗无效。

2.1.2　盆腔积液评估：B 超示盆腔积液 ≥ 2cm，且复查超过 3 个月不能自行吸收者，属病理性盆腔积液。盆腔积液范围减少即为治疗有效，无明显变化甚至加重即为治疗无效。

2.1.3　心理评估：采用焦虑自评量表（SAS），焦虑分数低于 50 分为正常，50~59 分为轻度焦虑，60~69 分为中度焦虑，69 分以上属于重度焦虑，患者因不孕症而紧张、焦虑，初次治疗时焦虑评分为 56 分，属轻度焦虑。

2.2　中药膏摩治疗

患者属湿热瘀结证，以清热利湿，通络散瘀，益气补肾为法。

根据患者的辨证分型，中药膏摩的基础方药为：金银花、生薏苡仁、忍冬藤、延胡索、桑枝、透骨草、土茯苓等。在患者月经周期第 10 天开始给予中药膏摩治疗，每日一次，连续10 天，连续 6 个月经周期。

选穴：气海（在下腹部，前正中线上，当脐中下 1.5 寸）、关元（在下腹部，前正中线上，当脐中下 3 寸）、中极（在下腹部，前正中线上，当脐中下 4 寸）、子宫（在下腹部，脐中下4 寸，前正中线旁开 3 寸）。

具体操作如下：

2.2.1　将加热好温度适宜的中药制剂，用压舌板均匀涂抹在相应部位，薄厚适宜。

2.2.2　对穴位进行按揉，调节经络活性，使药物更好地吸收。

（1）点按揉穴位。

①一个穴位按揉：拇指点按穴位 5 次，顺时针揉 3 次，为 1 个循环，以此做 3 个循环，时长共约 1 分钟，力度适中。

②两个穴位按揉：拇指和示指同时点按穴位 5 次，顺时针揉 3 次，为 1 个循环，以此做 3 个循环，时长共约 1 分钟，力度适中。

（2）推经络：拇指指腹沿任脉，自下而上顺经推 10 次，经中极、气海、关元，时长共约 1 分钟，力度适中。

（3）环摩治疗部位：将手掌掌心向下置于病变中心，环摩治疗部位 50~60 圈，时长共约 1 分钟，力度适中。

2.2.3 根据患者情况将中药敷于皮肤上 15 分钟，使中药慢慢透皮吸收，以增强药物的功效。

2.2.4 用纱布将中药擦掉，清洁患者局部皮肤，协助患者穿衣，取舒适体位。

3. 护理效果评估

先连续中药膏摩治疗 2 天后患者自觉下腹舒适度较前有所提高，VAS 评分为 2 分，SAS 评分为 56 分。2 个周期患者 VAS 评分为 1 分，SAS 评分为 52 分，B 超示：盆腔积液 3.5cm × 2.6cm，治疗效果有效。6 个周期患者 VAS 评分为 0 分，SAS 评分为 36 分，B 超示：盆腔积液 2.1cm × 1.8cm，治疗效果有效。嘱患者继续门诊 B 超监测排卵，定期复诊，电话随访。2 个周期后患者家中自行检测尿妊娠试验，结果示阳性，来院就诊，后续胎儿各项指标均正常，外院生产，过程顺利。

治疗时间	治疗前 VAS 评分	治疗后 VAS 评分	治疗前 SAS 评分	治疗后 SAS 评分	盆腔积液（cm×cm）
就诊当日	3	3	56	56	4.2×3.1
就诊次日	3	2	55	55	
第1疗程	3	2	55	55	
第2疗程	1	1	52	52	3.5×2.6
第3疗程	1	0	50	50	
第4疗程	1	1	51	51	
第5疗程	0	0	48	48	2.1×1.8
第6疗程	0	0	36	36	

4. 讨论

《中医妇科学》提到湿热瘀结不孕症是湿热之邪乘虚内侵，与冲任气血相搏结，滞留于冲任胞宫，致胞宫胞脉阻滞不通导致不孕。《傅青主女科》载：惟有热邪存于下焦之间，则津液不能化精，而反化湿也。方剂中金银花、清热解毒，生薏苡仁利水渗湿，忍冬藤清热解毒疏风通络，延胡索活血行气止痛，桑枝祛风通络，透骨草祛风除湿，土茯苓清热解毒除湿。全方共奏清热利湿、行气通络之功效。中药膏摩技术将特制药膏涂在人体适当的穴位或部位，并点揉、按摩穴位或部位，通过手法促进药物渗透，使拘紧之筋脉柔润，闭阻之筋脉畅通，通达脏腑，扶正祛邪，增进健康。本病例中选取气海、关元、中极均属任脉，分布于腹部前正中线。气海、关元是足三阴经与任脉交会的穴位，有培肾固本功效；气海是任脉穴位，为人体先天元气聚会之处；中极为与足三阴任脉之会；子宫穴为经外奇穴，调经止带，理气和血。诸穴联合清热利湿中药方剂进行中药膏摩治疗盆腔炎后遗症所致不孕症，发挥了中医药特色优势，可使药剂直达病处，充分发挥药物药效。

本病例采用中医特色疗法中药膏摩治疗盆腔炎后遗症所致不孕症，使该患者有效受孕，减少了盆腔积液，缓解了焦虑情绪，且操作便利，患者接纳程度高，依从性强，无不良反应，对提高其生活幸福感有重要意义。综上所述，中药膏摩在治疗慢性盆腔炎所致不孕症中值得推广使用。

六、子午流注择时中药灌肠治疗输卵管阻塞性不孕症的护理

不孕症是指夫妇同居达到 2 年以上，在性生活正常的情况下，没有采取任何避孕措施而仍未曾受孕的情况，其中输卵管阻塞性不孕症占女性不孕症的 30%~35%。输卵管阻塞性不孕症是指输卵管发生粘连或堵塞，导致输卵管伞端无法拾取卵子或拾取的卵子不能顺利与精子结合造成不孕，而堵塞的原因多数是由输卵管自身病变，如盆腔炎等引起。如何使阻塞的输卵管恢复正常功能是临床医学需要解决的首要问题。中药灌肠是将中药中的有效成分通过肠黏膜的吸收作用，直达病灶部位，更好地发挥疗效，改善微循环，同时部分中药进入全身促进血液循环，提高新陈代谢，调节气血，促进阴阳平衡，增加患者的体质及免疫功能。中医认为人体的五脏六腑与十二条经络对于气血运行起着至关重要的作用，而每条经络又都有其兴衰的时辰，子午流注理论指导下的中药灌肠可增强肠黏膜对药物的吸

收功能。本病例依据子午流注理论，选取大肠经归经的最佳时间即卯时（5:00~7:00）来探索中药灌肠对于治疗输卵管阻塞性不孕症的疗效。

1. 病例资料

李某，女，28岁，已婚，8月1日首诊。主诉：患者婚后7年，未避孕5年，未孕。平素月经经期6天，周期28天，痛经（+），经血暗红有血块。末次月经：7月26日。孕0产0，纳眠可，二便调，舌淡暗，脉弦。既往检查资料示，男方检查：未见精液常规明显异常、抗精子抗体（-）。女方检查：B超：右侧卵巢多囊样改变。妇检：人乳头瘤病毒（HPV）、宫颈液基细胞学（TCT）无异常。性激素六项未见异常。行子宫输卵管造影术，显示双侧输卵管不通（一侧为伞部阻塞，一侧为伞部积水）。西医诊断：输卵管阻塞性不孕；中医诊断：不孕症；辨证分型：气滞血瘀型；遵医嘱于5:00~7:00给予患者中药灌肠进行治疗。

2. 护理

2.1 护理评估

2.1.1 输卵管通畅程度评估：输卵管造影显示通畅程度，通畅程度标准如下：Ⅰ类：角部梗阻；Ⅱ类：峡部梗阻；Ⅲ类：伞部梗阻；Ⅳ类：部分伞部梗阻合并少许造影剂排出，输卵管周围有粘连，盆腔腹膜不见散在造影剂；Ⅴ类：部分伞部梗阻合并少许造影剂排出，输卵管周围有粘连，盆腔腹膜可见散在造影剂；Ⅵ类：正常通畅输卵管。

2.1.2 焦虑评估：从情绪、生理、心理三个方面对患者焦虑打分。SAS 标准分的分界值为 50 分，其中 50~59 分为轻度焦虑，60~69 分为中度焦虑，70 分以上为重度焦虑。

2.2 中医特色护理

给予患者中药灌肠技术，将中药药液从肛门灌入直肠或结肠，使药液保留在肠道内，通过肠黏膜的吸收达到清热解毒、软坚散结、泄浊排毒、活血化瘀的效果。将中药水煎取 100~150ml，测量药液温度为 38℃，气滞血瘀型患者多为实证，灌肠液温度应相对较低，药温以 38℃为宜，协助患者取左侧卧位，充分暴露肛门，垫中单于臀下，置枕抬高臀部 10cm，液面距离肛门不超过 30cm，并将肛管前端蘸少许石蜡油润滑，排液，从肛门插入，插肛门时，可嘱患者适当张口呼吸以使肛门松弛，以便肛管顺利插入。插入深度为 18~22cm 以上，缓慢滴入药液，以患者感觉下腹温暖、舒适、无便意为宜，滴注时间 15~20 分钟，保留 2 小时以上。注意事项：在操作之前注意避开月经期；实施灌肠前嘱患者尽量排空大小便，并向患者阐明灌肠治疗的目的及方法，告知患者在操作中的配合要点；操作中动作轻柔，严格控制药液剂量、温度、压力、高度及滴速，并注意观察患者有无不适反应；操作后嘱患者注意个人卫生，保持清洁，做缩肛运动以提高疗效；我科目前针对输卵管阻塞性不孕症的中药灌肠基础方为：败酱草、路路通、赤芍、红藤、忍冬藤、紫花地丁、牡蛎等（在基础方上加减用药），每日一剂，治疗三个月经周期。

3. 护理效果评估

本病例治疗前输卵管造影显示Ⅲ类伞部梗阻，SAS 评分为

70 分，属于重度焦虑；经过三个疗程的治疗后，造影结果显示Ⅵ类双侧输卵管畅通、走形良好，宫内妊娠，且在治疗后随访中患者表示半年后成功妊娠，SAS 评分降为 10 分。说明运用子午流注择时中药灌肠治疗输卵管阻塞性不孕症治疗效果显著。

	治疗前	第一个疗程	第二个疗程	第三个疗程
SAS（分）	70	62	50	10
输卵管造影	Ⅲ类	Ⅳ类	Ⅴ类	Ⅵ类

4. 讨论

中药灌肠主要是药物通过肠壁的吸收，利用肠壁的渗透性使药物被迅速吸收而起到全身的治疗效果，特别是对邻近的器官，如盆腔、腹腔等作用更为显著。另一方面，中药灌肠比口服给药等方式的药物吸收量高，利用率好，具有清热解毒、消瘀散结等作用，能促进输卵管功能的康复，可有效改善输卵管局部的微循环，目前已经成为临床上治疗输卵管阻塞性不孕症的一种重要治疗手段。

为进一步提升中药灌肠治疗输卵管阻塞性不孕症的疗效，考虑到子午流注是中医以"人与天地相应"的观点为理论基础，根据这种人体功能活动、病理变化受自然界气候变化、时日等影响而呈现的规律，选择适当时间治疗疾病，可以获得较佳疗效。子午流注理论认为每日的 12 个时辰对应人体的 12 个经脉，随着十二时辰的推移，经脉中的气血会有一个循行交接的过程，气血行经某条经脉时，则该经气血充盈。卯时（5:00~7:00）大肠经进入兴奋状态，此时大肠气血最旺盛，脏腑吸收功能最强。

凡归属某一经的药物，其最佳药效便是与该经脉相应的时辰。选择相应归经的药物进行择时中药灌肠治疗输卵管阻塞性不孕症，将中医药与中医护理有机结合，可进一步提升中医药的疗效，发扬中医药的传承与创新，开创护理高质量的新形势，充分发挥药物的最佳药效。

综上所述，现将中药灌肠技术与子午流注理论相结合，采用卯时中药灌肠治疗输卵管阻塞性不孕症可疏通输卵管，缓解不孕症引起的焦虑，提高妊娠率，改善不适症状，且疗效稳定、经济适用、痛苦少、安全，远期效果较为理想，是目前治疗输卵管阻塞性不孕症的有效方法之一，值得推广运用。

附 录

一、视觉模拟评分法（VAS）

将疼痛的程度用 0 至 10 共 11 个数字表示，0 表示无痛，10 代表最痛，由患者凭自身感受自行在刻度尺上标记出代表疼痛程度的数字。

0 分：表示没有疼痛；

1~3 分：表示轻微疼痛，不会影响日常活动；

4~6 分：表示中度疼痛，能够忍受，但是影响日常活动；

7~9 分：表示重度疼痛，不能忍受，严重影响日常活动；

10 分：表示最严重的疼痛，剧痛，难以忍受。

二、数字分级法（NRS）

以无痛的 0 依次增强到最剧烈疼痛的 10 共 11 个点来描述疼痛强度，0 分属于无痛，1~3 分属于轻度疼痛，4~6 分属于中度疼痛，7~9 分属于重度疼痛，10 分属于剧痛。

三、带下证候评分表

带下量　量正常（0 分）；轻度：阴部潮湿不舒（1 分）；

中度：内裤有污迹不需垫护垫（2分）　重度：内裤污染明显需垫护垫（3分）。

白带色　色清（0分）；轻度：色微白或淡黄（1分）；中度：色白或黄（2分）；重度：色灰白或黄绿如脓（3分）。

白带质　清稀（0分）；轻度：质稀薄（1分）；中度：质稍稠（2分）；重度：质稠厚（3分）。

白带味　无味（0分）；轻度：有异味（1分）；中度：腥臭（2分）；重度：臭秽（3分）。

四、形寒肢冷评分

参照中医证候疗效评定标准中形寒肢冷评定标准：

0分：无；1分：偶尔畏寒；2分：时有畏寒；3分：经常畏寒。

五、局部体征评分

症状体征	分级标准	计分			
		0	1	2	3
子宫活动度	□ 0级：子宫活动度正常——0分 □ 1级：子宫活动度轻度受限——1分 □ 2级：子宫活动度明显受限——2分 □ 3级：子宫粘连固定——3分				
宫颈举痛	□ 0级：无宫颈举痛——0分 □ 1级：宫颈轻度举痛——1分 □ 2级：宫颈举痛明显——2分 □ 3级：宫颈触则疼痛——3分				

症状体征	分级标准	计分			
		0	1	2	3
子宫压痛	□ 0 级：子宫无压痛——0 分 □ 1 级：子宫轻微压痛——1 分 □ 2 级：子宫明显压痛——2 分 □ 3 级：子宫疼痛拒按——3 分				
左侧附件区有无增厚	□ 0 级：左侧附件区正常——0 分 □ 1 级：左侧附件区条索状增粗——1 分 □ 2 级：左侧附件区片状增厚——2 分 □ 3 级：左侧附件区可扪及包块——3 分				
左侧附件区压痛	□ 0 级：左侧附件区无压痛——0 分 □ 1 级：左侧附件区轻度压痛——1 分 □ 2 级：左侧附件区明显压痛——2 分 □ 3 级：左侧附件区疼痛拒按——3 分				
右侧附件区有无增厚	□ 0 级：右侧附件区正常——0 分 □ 1 级：右侧附件区条索状增粗——1 分 □ 2 级：右侧附件区片状增厚——2 分 □ 3 级：右侧附件区可扪及包块——3 分				
右侧附件区压痛	□ 0 级：右侧附件区无压痛——0 分 □ 1 级：右侧附件区轻度压痛——1 分 □ 2 级：右侧附件区明显压痛——2 分 □ 3 级：右侧附件区疼痛拒按——3 分				
子宫骶骨韧带增粗、触痛	□ 0 级：宫骶韧带正常——0 分 □ 1 级：宫骶韧带轻度增粗、稍有触痛——2 分 □ 2 级：宫骶韧带增粗、触痛——4 分 □ 3 级：宫骶韧带增粗、触痛明显，轻触即痛——6 分				
总积分					

六、输卵管阻塞性不孕症体征量化积分表

症状体征	分级标准	计分				
		0	1	2	3	4
疼痛	□ 0 级：无疼痛——0 分 □ 1 级：轻度疼痛——1 分 □ 2 级：中度疼痛——2 分 □ 3 级：重度疼痛——3 分 □ 4 级：剧痛——4 分					
通畅程度	□ 0 级：通而欠畅——0 分 □ 1 级：部分阻塞——1 分 □ 2 级：完全阻塞——2 分					
形态	□ 0 级：软——0 分 □ 1 级：部分狭窄——1 分 □ 2 级：僵硬及积液——2 分					
伞端结构	□ 0 级：完好——0 分 □ 1 级：结构尚存——1 分 □ 2 级：破坏——2 分					
粘连质地	□ 0 级：无——0 分 □ 1 级：膜状——1 分 □ 2 级：致密——2 分					
粘连范围	□ 0 级：无——0 分 □ 1 级：输卵管周围——1 分 □ 2 级：部分卵巢 <50%——2 分 □ 3 级：包裹卵巢 >50%——3 分					
总积分						

七、月经性质体征量化表

症状体征	分级标准	计分			
		0	1	2	3
阴道出血量	□ < 80ml——0 分 □ 80~100ml——1 分 □ 100~120ml——2 分 □ > 120ml——3 分				
阴道出血时间	□ < 7 天——0 分 □ 7~15 天——1 分 □ 15~30 天——2 分 □ > 30 天——3 分				
经色黯淡	□无——0 分 □轻——1 分 □明显——2 分 □重——3 分				
经质稀	□无——0 分 □轻——1 分 □明显——2 分 □重——3 分				
痛经	□无——0 分 □偶尔——1 分 □经常——2 分 □反复，不易缓解——3 分				

八、焦虑自评量表（SAS）

	1	2	3	4
1. 我觉得比平常容易紧张和着急（焦虑）				
2. 我无缘无故地感到害怕（害怕）				
3. 我容易心里烦乱或觉得惊恐（惊恐）				
4. 我觉得我可能将要发疯（发疯感）				
5. 我觉得一切都很好，也不会发生什么不幸（不幸预感）				
6. 我手脚发抖打颤（手足颤抖）				
7. 我因为头痛、颈痛和背痛而苦恼（头疼）				
8. 我感觉容易衰弱和疲乏（乏力）				
9. 我觉得心平气和，并且容易安静坐着（静坐不能）				
10. 我觉得心跳很快（心悸）				
11. 我因为一阵阵头晕而苦恼（头晕）				
12. 我有过晕倒发作，或觉得要晕倒似的（晕厥感）				
13. 我呼气、吸气都感到很容易（呼吸困难）				
14. 我手脚麻木和刺痛（手足刺痛）				
15. 我因胃痛和消化不良而苦恼（胃痛和消化不良）				
16. 我常常要小便（尿意频数）				
17. 我的手常常是干燥温暖的（多汗）				
18. 我脸红发热（面部潮红）				
19. 我容易入睡并且一夜睡得很好（睡眠障碍）				
20. 我做噩梦（噩梦）				

评分方法（其中"1""2""3""4"均指计分分数）：

SAS 采用 4 级评分，主要评定项目所定义的症状出现的频度，其标准为：

"1"没有或很少时间；

"2"小部分时间；

"3"相当多的时间；

"4"绝大部分或全部时间。

结果分析：

SAS 的主要统计指标为总分。在由自评者评定结束后，将 20 个项目的各个得分相加即得，再乘以 1.25 以后取得整数部分，就得到标准分。标准分越高，症状越严重。

总粗分 × 1.25，划界分为 50 分。

50~59 分为轻度焦虑；

60~69 分为中度焦虑；

69 分以上为重度焦虑。

九、Oswestry 功能障碍指数

症状体征	分级标准	计分			
		0	1	2	3
疼痛的程度（腰背或腿痛）	□ 0 级：无任何疼痛——0 分 □ 1 级：有很轻微的痛——1 分 □ 2 级：较明显的痛——2 分 □ 3 级：明显的痛（相当严重）——3 分 □ 4 级：严重的痛（非常严重）——4 分 □ 5 级：痛得什么事也不能做——5 分				
日常活动自理能力（洗漱、穿衣服等活动）	□ 0 级：日常活动完全能自理，不会引起疼痛加重——0 分 □ 1 级：日常活动完全能自理，但引起疼痛加重；——1 分 □ 2 级：日常活动虽然能自理，由于活动时疼痛加重，以致小心翼翼，动作缓慢——2 分 □ 3 级：多数日常活动能自理，有的需要他人帮助——3 分 □ 4 级：绝大多数的日常活动需要他人帮助——4 分 □ 5 级：穿脱衣物，洗漱困难，只能躺在床上——5 分				
提物	□ 0 级：提重物时并不导致疼痛加重——0 分 □ 1 级：能提重物，但导致疼痛加重——1 分 □ 2 级：由于疼痛，以致不能将地面上的重物拿起来，但是能拿起放在合适位置上的重物，比如桌面上的重物——2 分 □ 3 级：由于疼痛，以致不能将地面上较轻的物体拿起来，但是能拿起放在合适位置上较轻的物品，比如放在桌面上的——3 分 □ 4 级：只能拿一点轻东西——4 分 □ 5 级：任何东西都提不起来或拿不动——5 分				

症状体征	分级标准	计分			
		0	1	2	3
行走	□0级：腰背或腿痛，但不论走多远也无妨碍——0分 □1级：由于腰背或腿痛，最多只能走1000米——1分 □2级：由于腰背或腿痛，最多只能走500米——2分 □3级：由于腰背或腿痛，最多只能走100米——3分 □4级：只能借助拐杖或手杖行走——4分 □5级：不得不躺在床上，排便也只能用便盆——5分				
坐	□0级：随便坐何种椅子，想坐多久，就坐多久——0分 □1级：只要椅子高矮合适，想坐多久，就坐多久——1分 □2级：由于疼痛加重，最多只能坐1个小时——2分 □3级：由于疼痛加重，最多只能坐半小时——3分 □4级：由于疼痛加重，最多只能坐10分钟——4分 □5级：由于疼痛加重，一点儿也不敢坐——5分				
站立	□0级：想站多久，就站多久，疼痛不会加重——0分 □1级：想站多久，就站多久，但疼痛有些加重——1分 □2级：由于疼痛加重，最多只能站1个小时——2分 □3级：由于疼痛加重，最多只能站半小时——3分 □4级：由于疼痛加重，最多只能站10分钟——4分 □5级：由于疼痛加重，一点儿也不敢站——5分				

症状体征	分级标准	计分			
		0	1	2	3
睡眠	□ 0 级：半夜不会被痛醒——0 分 □ 1 级：有时晚上会被痛醒——1 分 □ 2 级：由于疼痛，最多只能睡 6 个小时——2 分 □ 3 级：由于疼痛，最多只能睡 4 个小时——3 分 □ 4 级：由于疼痛，最多只能睡 2 个小时——4 分 □ 5 级：由于疼痛，根本无法入睡——5 分				
社会活动	□ 0 级：社会活动完全正常，不会因为这些活动导致疼痛加重——0 分 □ 1 级：社会活动完全正常，但是这些活动会加重疼痛——1 分 □ 2 级：疼痛限制剧烈活动，如运动，但对参加其他社会活动没有明显影响——2 分 □ 3 级：由于疼痛限制了正常的社会活动，以致不能参加某些经常性的活动——3 分 □ 4 级：由于疼痛限制，只能在家从事一些社会活动——4 分 □ 5 级：由于疼痛，根本无法从事任何社会活动——5 分				
旅行	□ 0 级：能到任何地方去旅行，腰背或腿一点儿也不痛——0 分 □ 1 级：可以到任何地方去旅行，但会导致疼痛加重——1 分 □ 2 级：由于疼痛限制，外出郊游不超过 2 个小时——2 分 □ 3 级：由于疼痛限制，外出郊游最多不超过 1 个小时——3 分 □ 4 级：由于疼痛限制，外出郊游最多不超过 30 分钟——4 分 □ 5 级：由于疼痛，除了到医院，根本就不能外出郊游——5 分				
总积分					

视频二维码

1. 耳穴贴压技术　　　2. 中药热奄包技术

3. 艾灸技术　　　　　4. 经穴推拿技术

5. 中药灌肠技术　　　6. 拔罐技术

7. 穴位贴敷技术　　　8. 中药膏摩技术